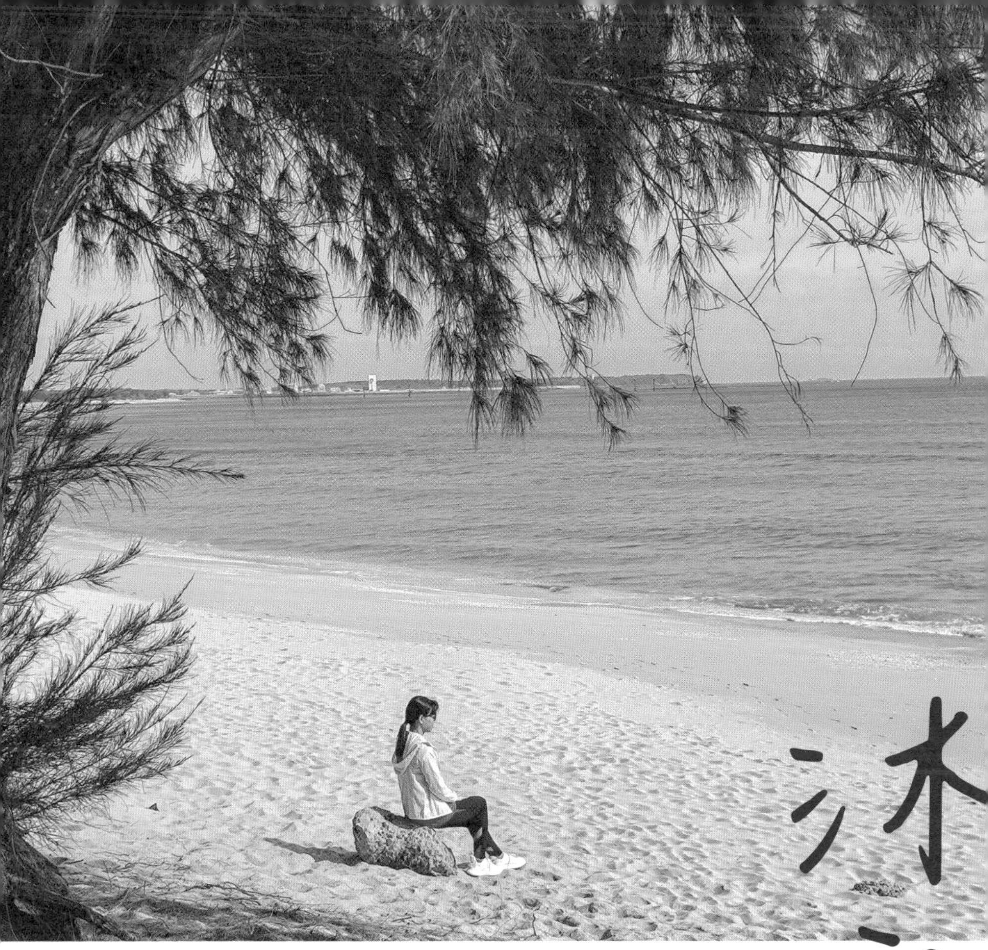

沐塵

我用樸樸的塵土
沐滌憂鬱的心

沐塵——著

馬達加斯加

NOTE

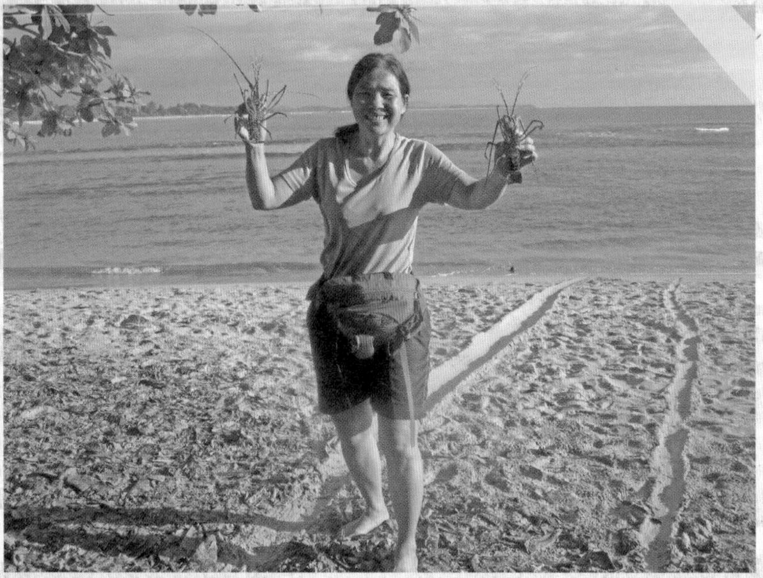

海邊抓龍蝦

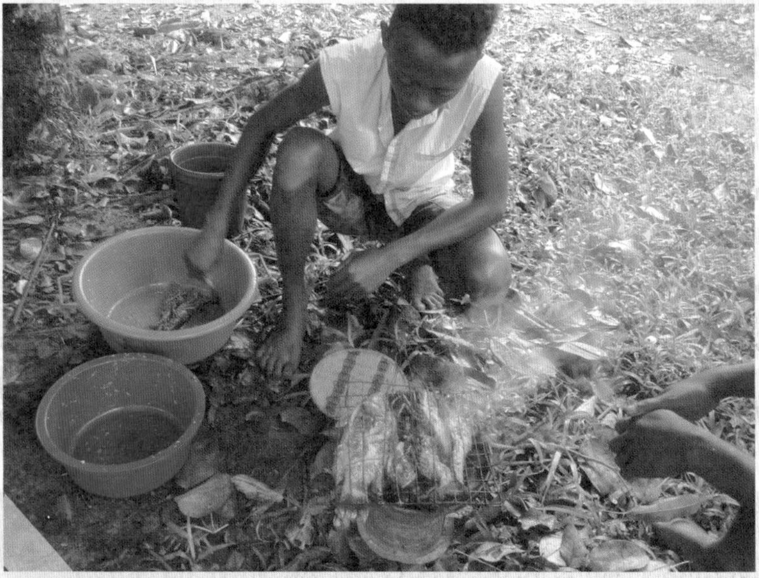

請村民料理

馬達加斯加

NOTE

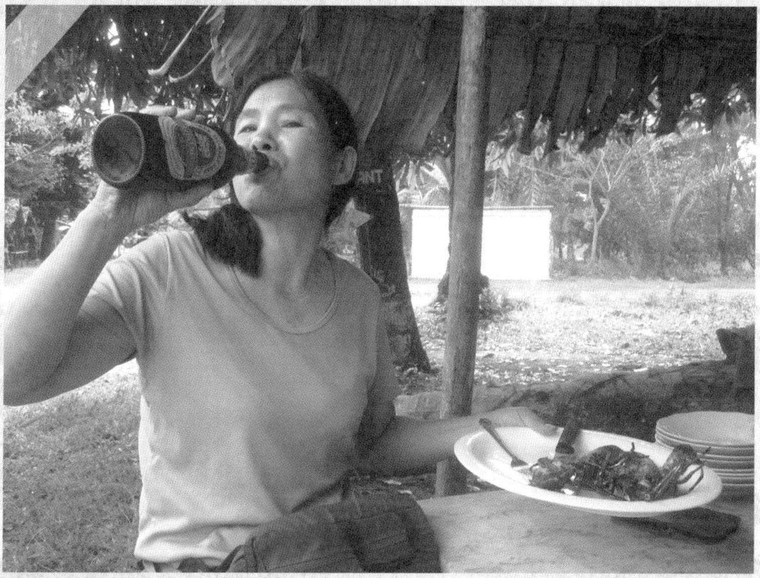

享用龍蝦大餐

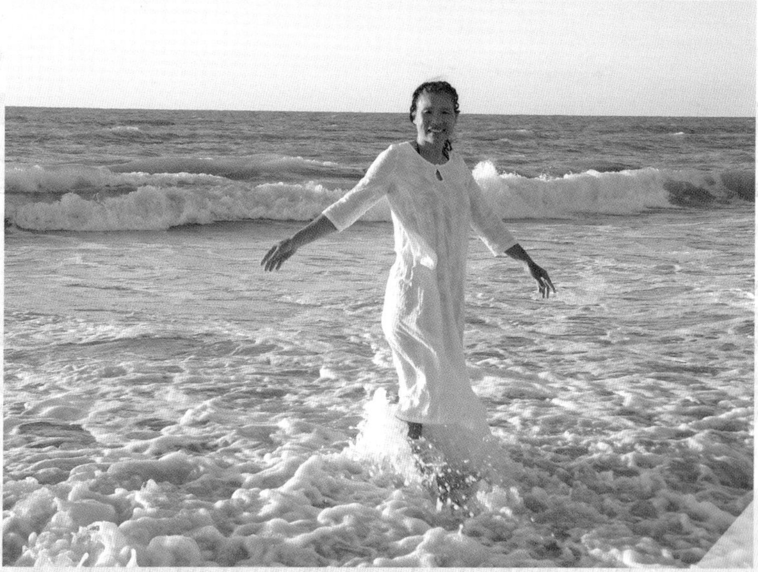

海邊

馬達加斯加

NOTE

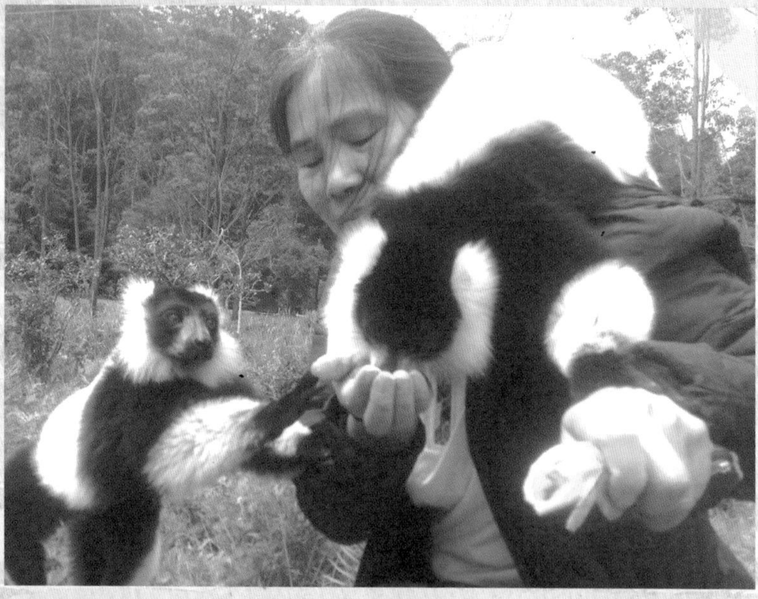

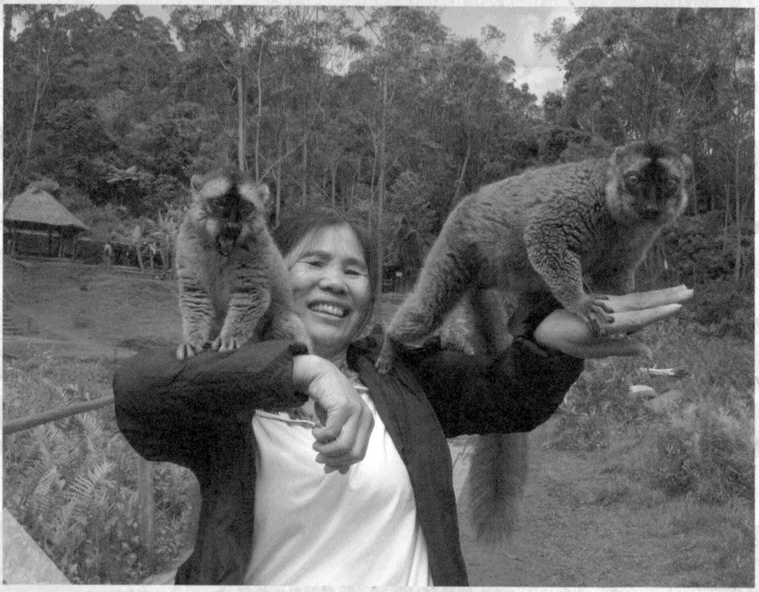

狐猴們

馬達加斯加

NOTE

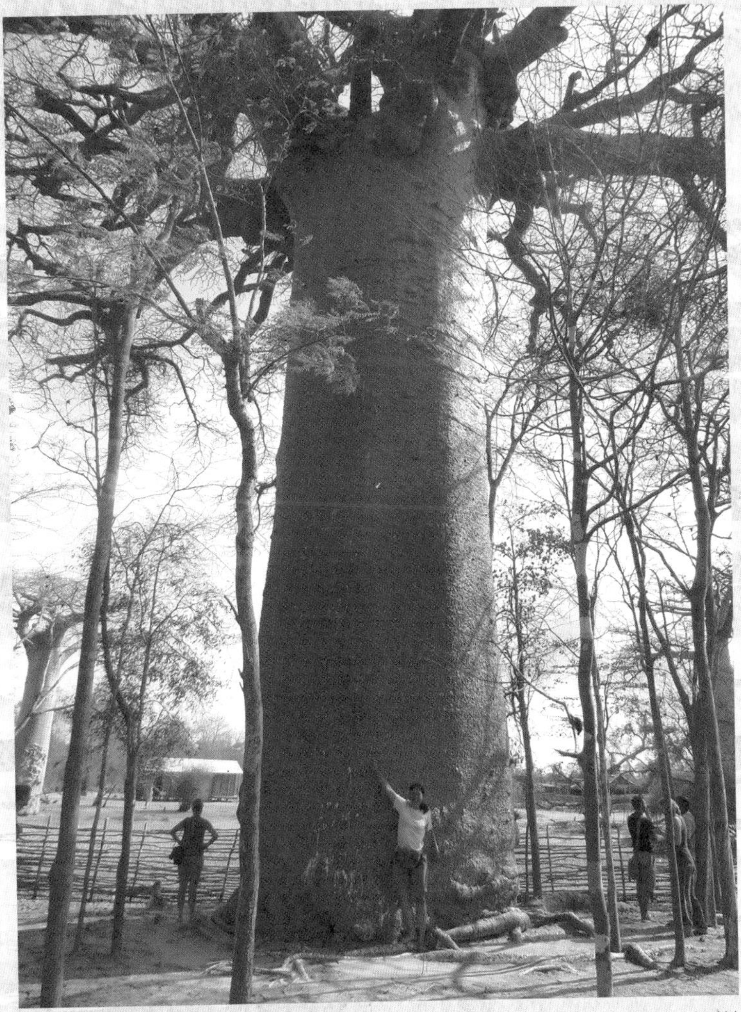

猴麵包樹

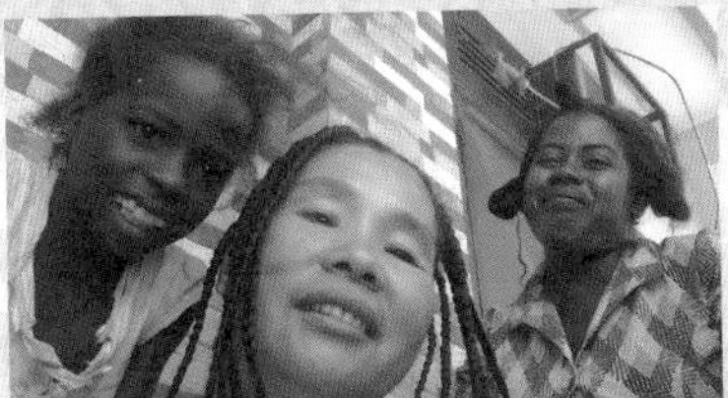

編非洲頭

NOTE

日本

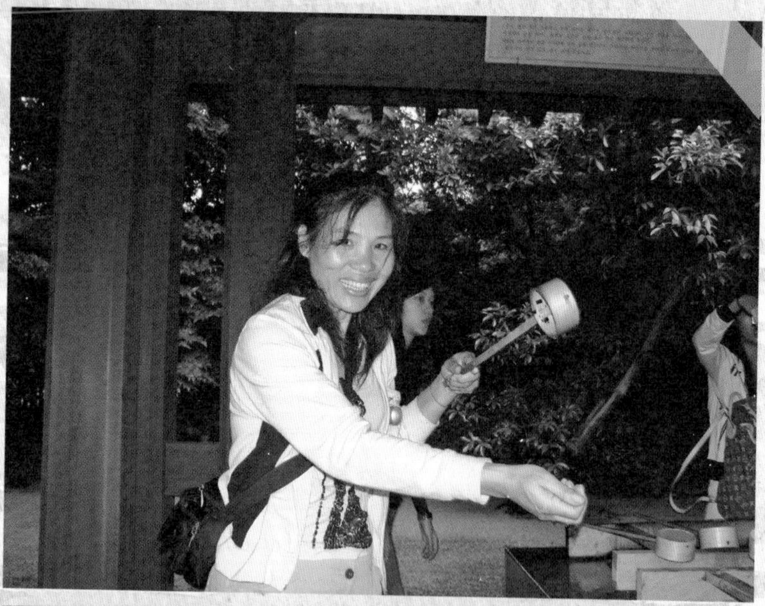

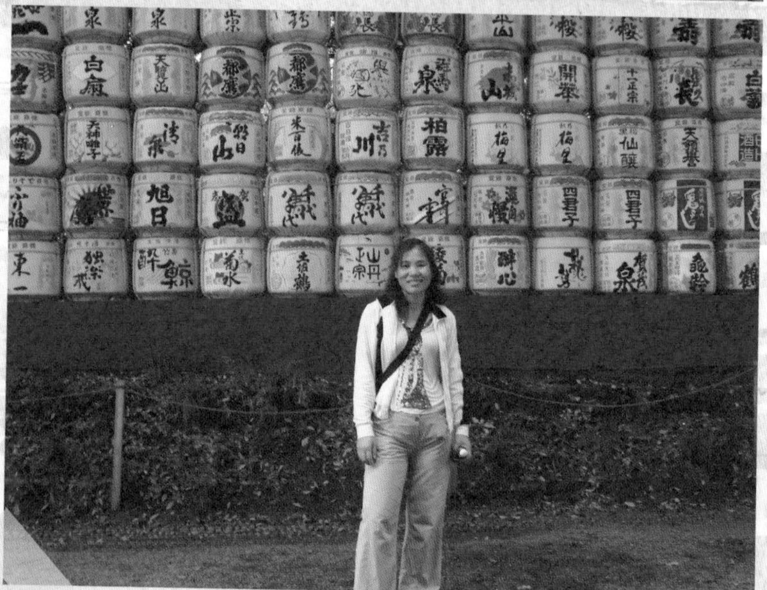

北京

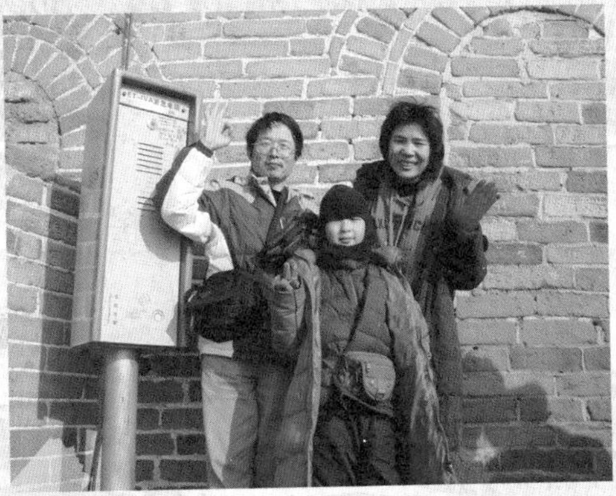

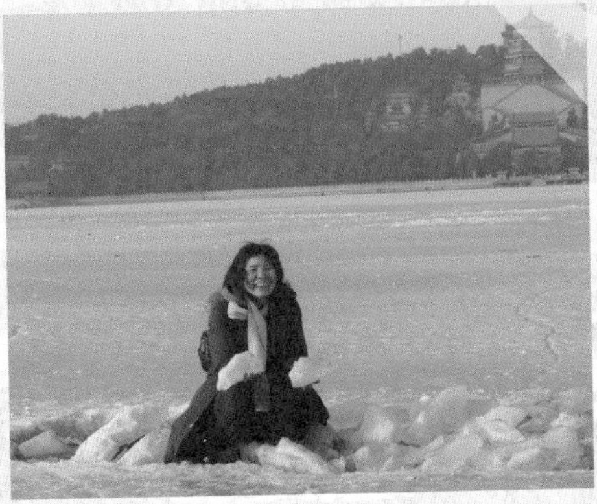

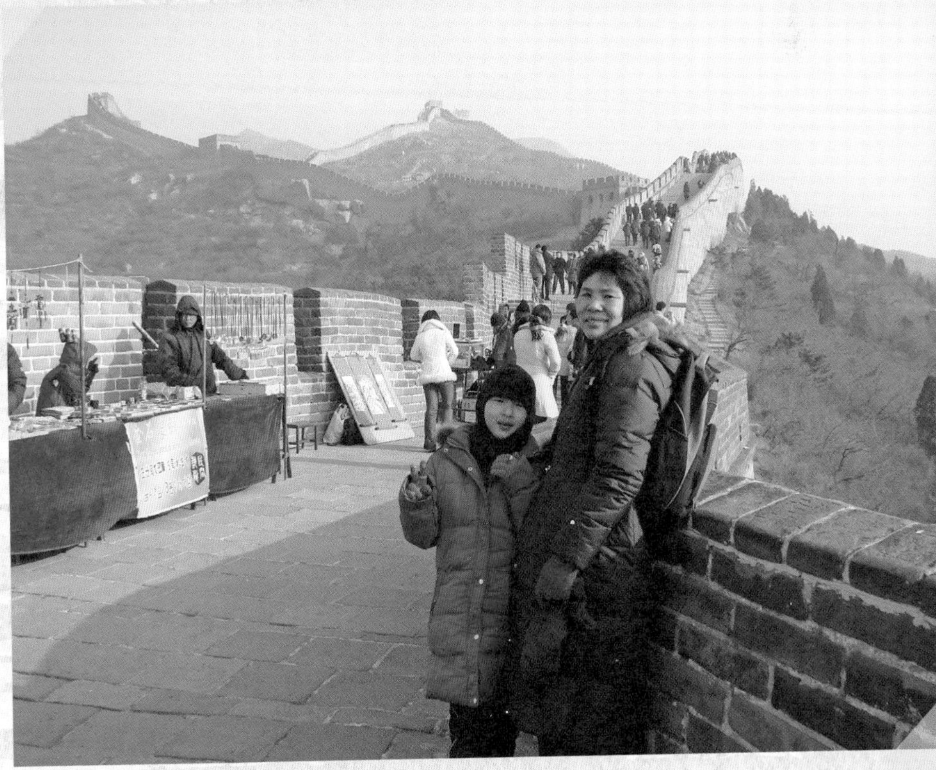

北京萬里長城

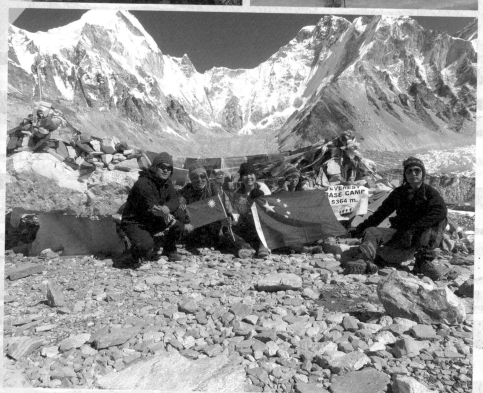

尼泊爾

NOTE

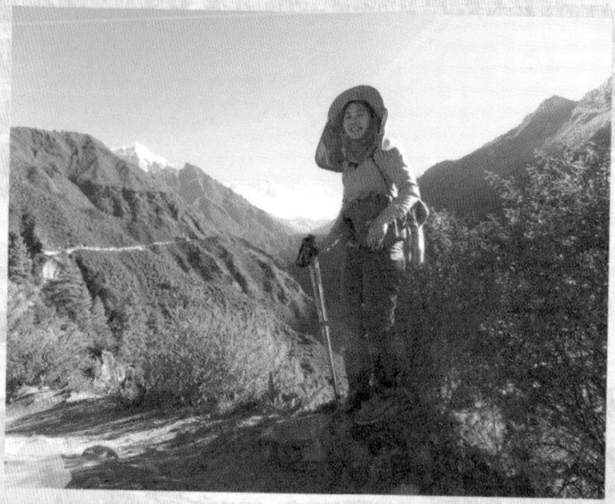

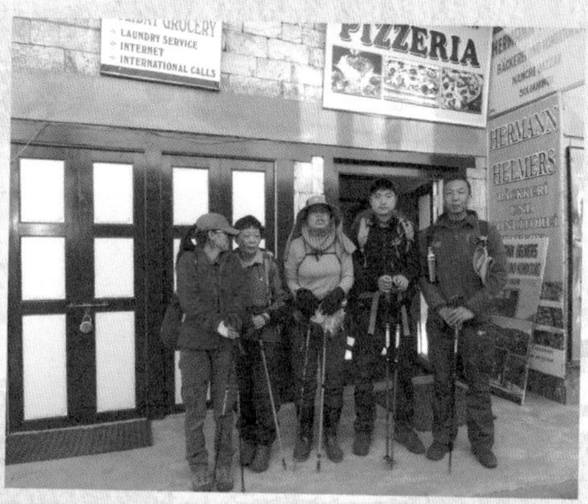

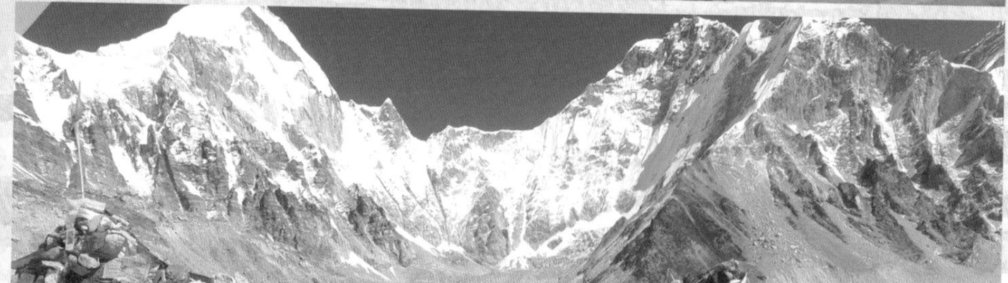

聖母峰基地營

祕魯

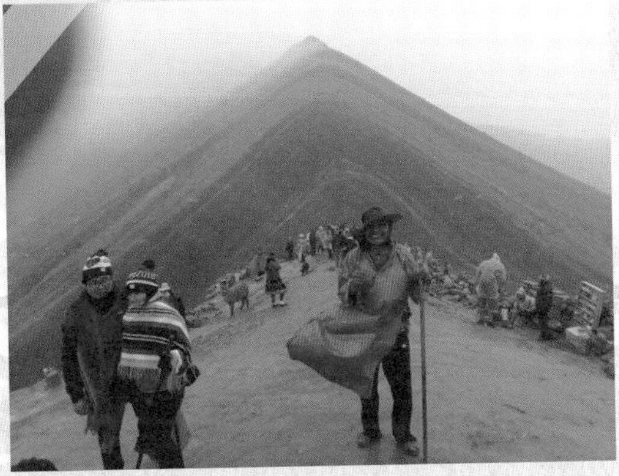

彩虹山

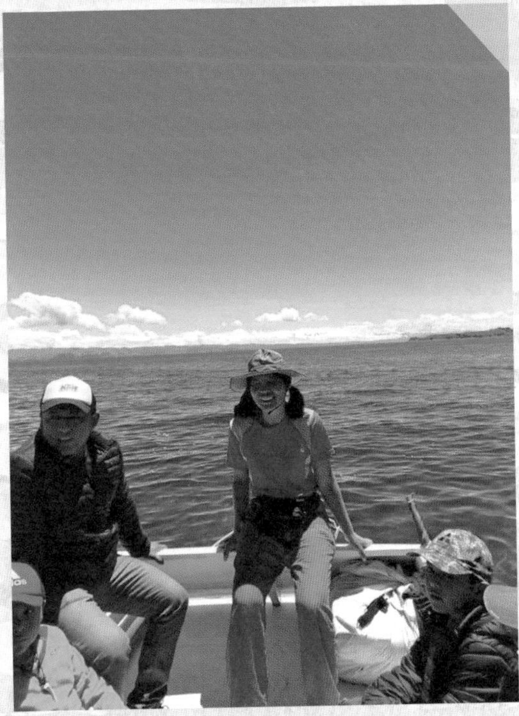

的的喀喀湖

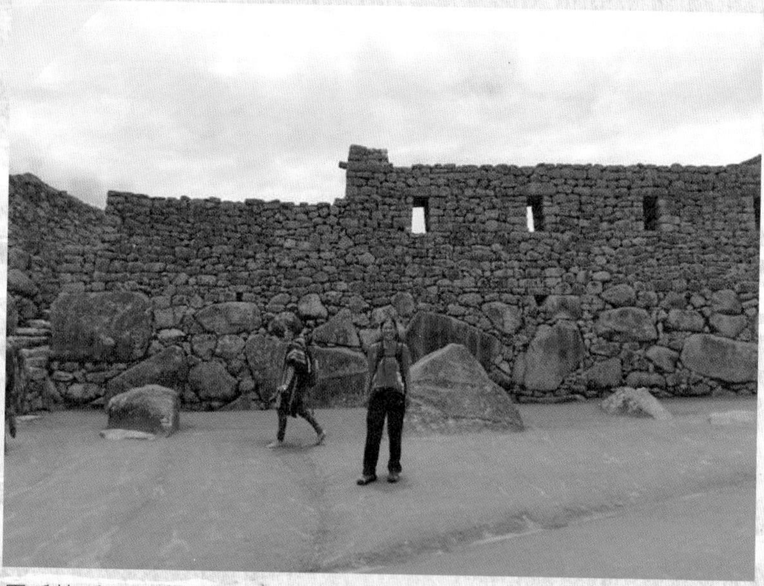
馬丘比丘

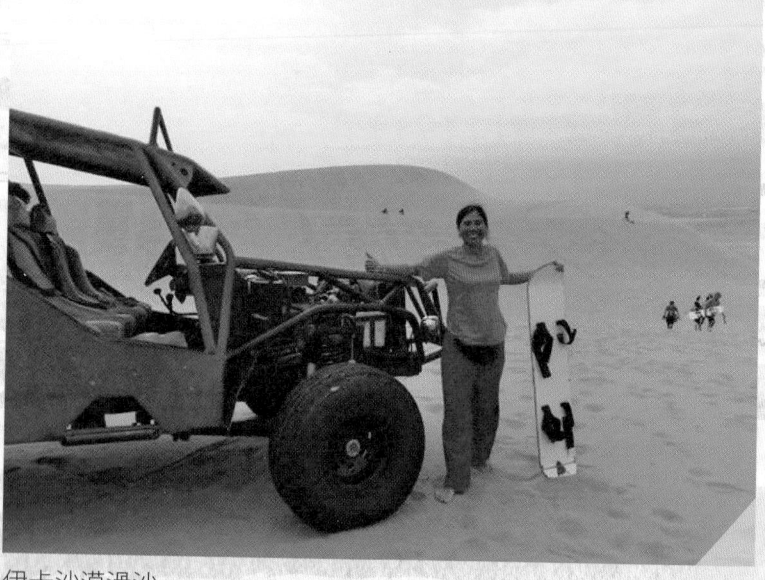
伊卡沙漠滑沙

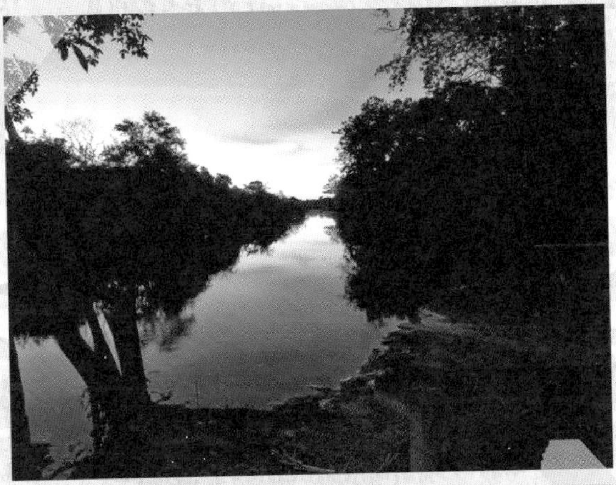

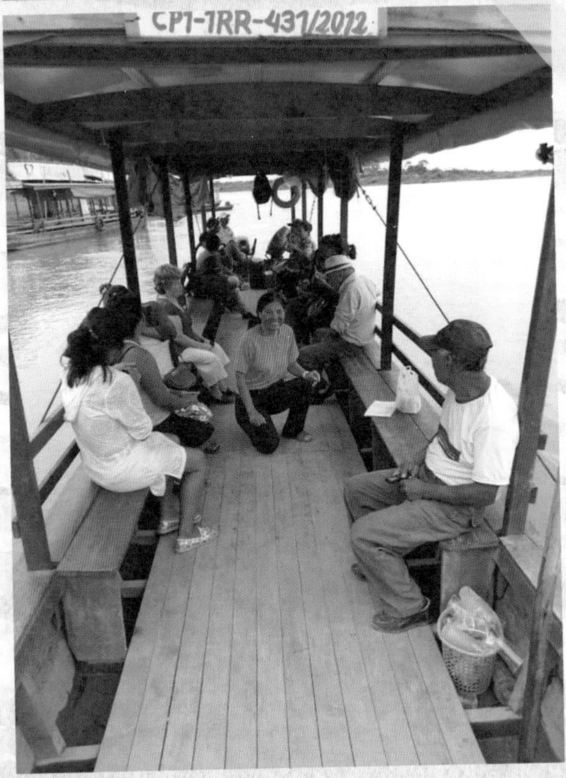

亞馬遜河

NOTE

雲南

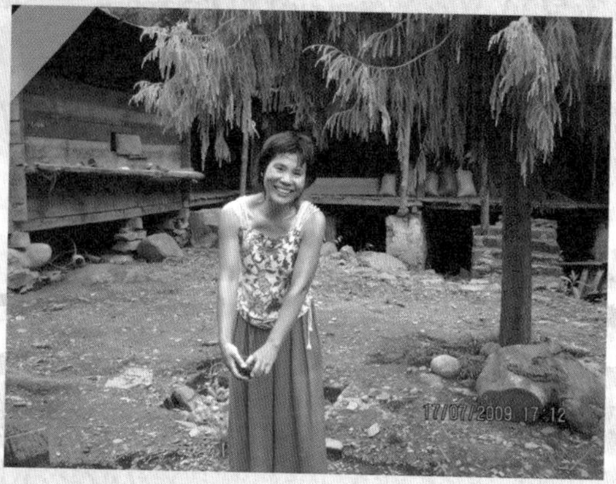

虎跳峽客棧

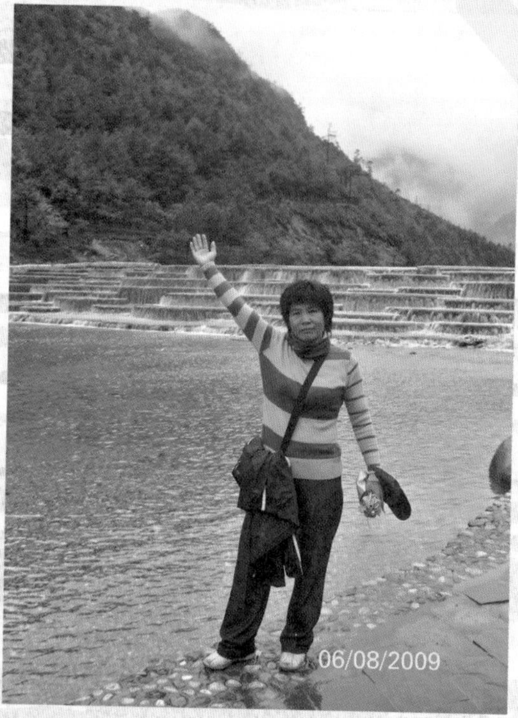

白水台

雲南

NOTE

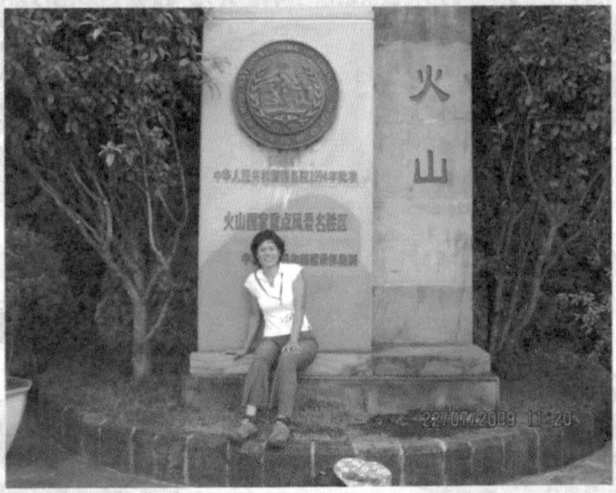

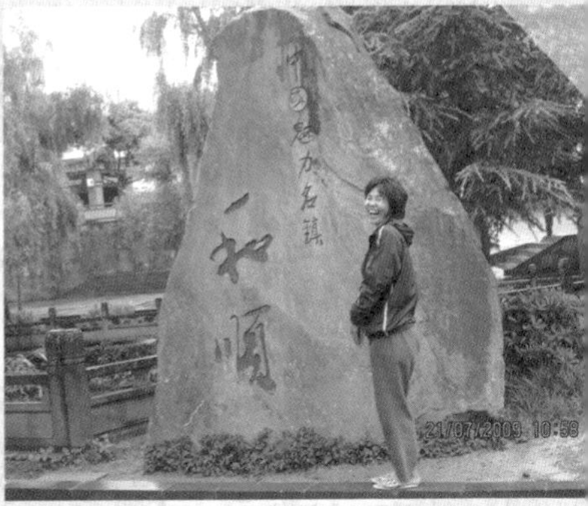

騰衝

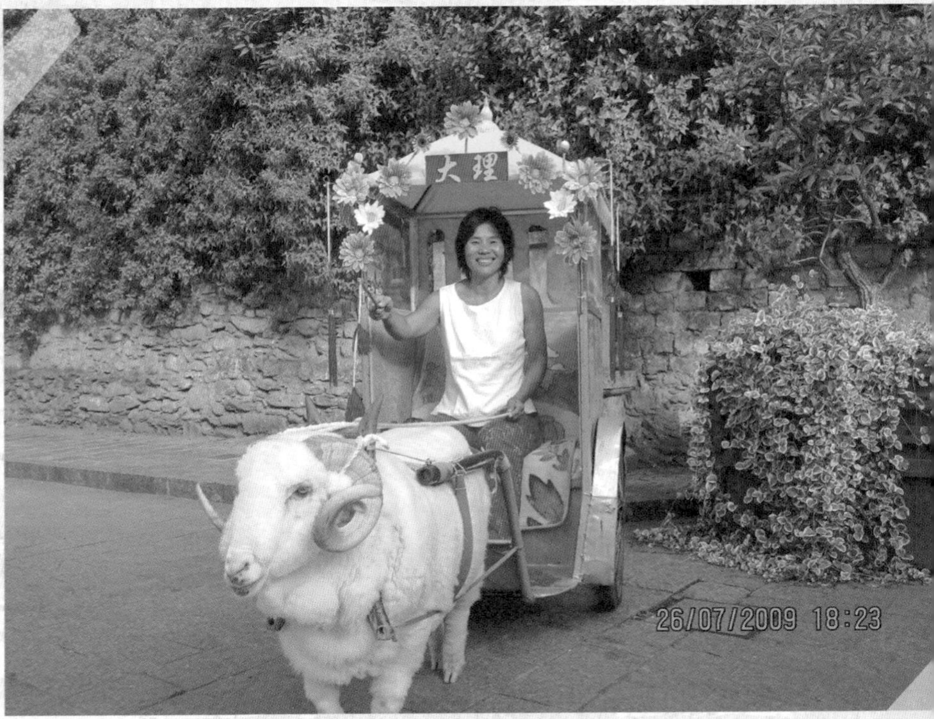

雲南大理

NOTE

智利

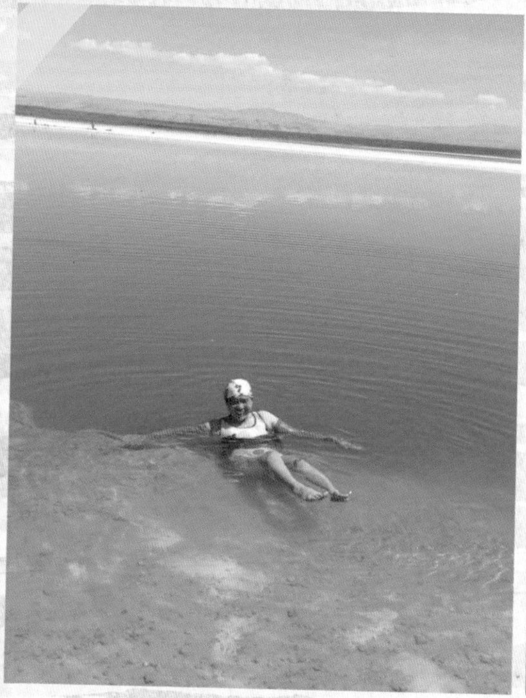

阿卡達馬沙漠鹽湖

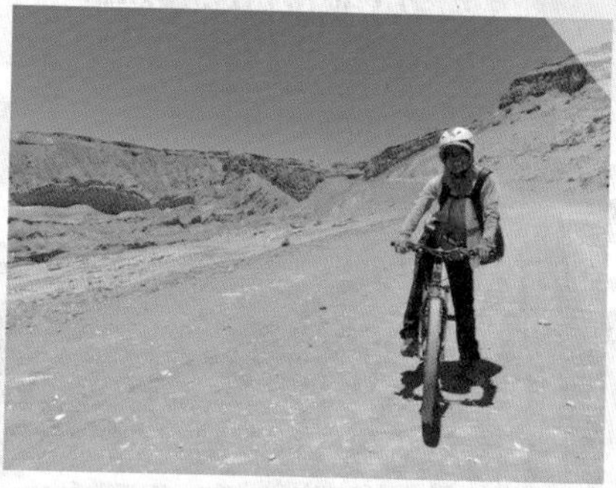

阿卡達馬沙漠騎腳踏車

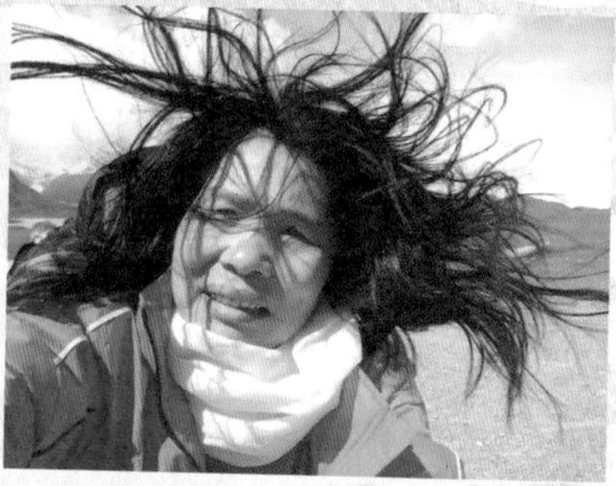

百內公園妖風

阿根廷

NOTE

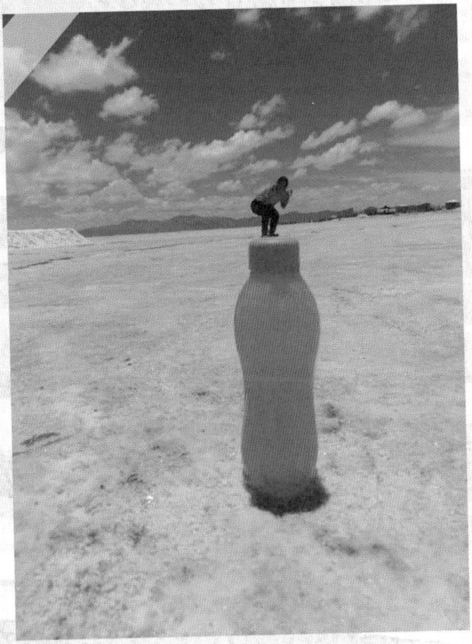

鹽田

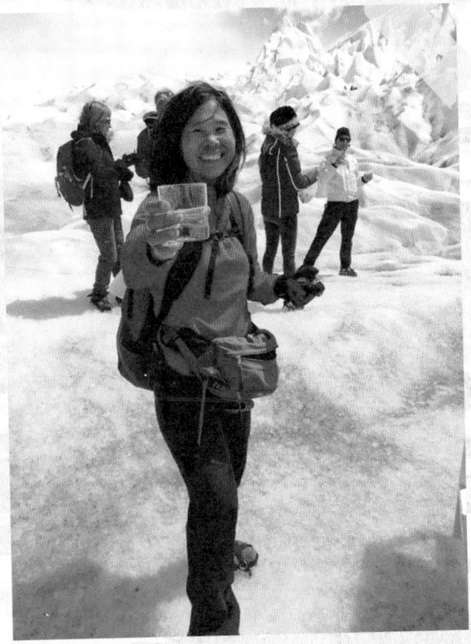

莫雷諾冰川

印度

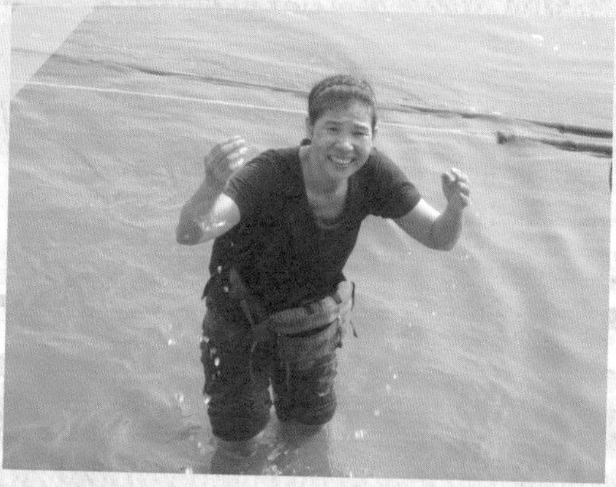

瓦拉納西恆河

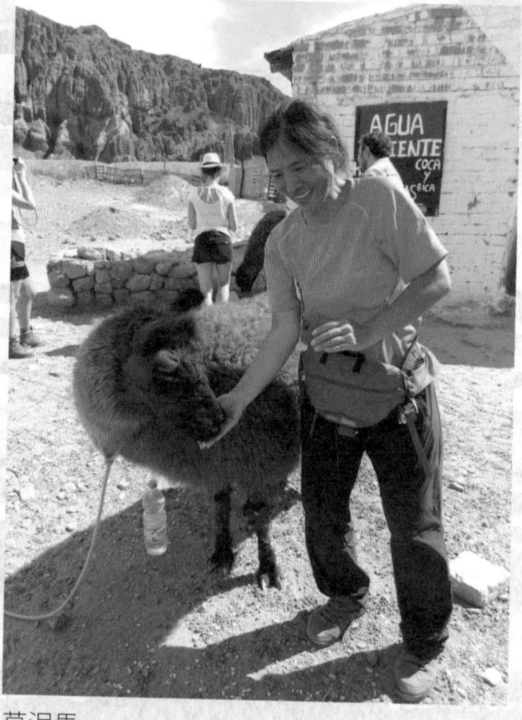

草泥馬

自序

終於《沐塵》出版了。感謝山友們的鼓勵，這本書才能付梓。也感謝美玲、裕新、春梅、柯騰及惟澤爲我寫序。

童年及一路成長的不適經歷一再困擾我，造成幾十年情緒一直陷在深深的哀傷裡。透過十幾年來一次一次的浪遊，傷痛一點一點的掉離，但仍未完全的脫困。每次提到過往，仍是滿心憤怒，滿眼淚水。去年，因著某藝人的自絕，給我深深的自省——我得想辦法自救。想起淑萍總鼓勵要我將過往書寫下來，能有療癒效果，因此決定將自己不堪的往事透過臉書分享。

將往日受到的傷害與不公，透過文字一次性的傾倒後，感覺心靈受到大雨徹底的洗滌——乾淨了，身上厚厚的塵土褪盡了，身子變輕盈了，隨時可以開懷大笑了。我找回童年純眞的我了。

快樂分享出來，快樂能加倍；悲傷分享出來，悲傷能減半。

這本書如能給身在死蔭幽谷的你或妳，帶來一點希望或啟示，讓你找到走出深谷的路，《沐塵》就不枉曾存在書海裡了。

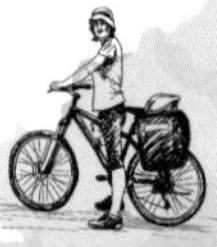

序文1

逆風飛翔的鷹

在數百人的群組裡聽到她的傳說。一人獨行高CP值的國外自助旅遊，我很好奇。但當我親耳聽著她說自己的故事時，驚訝大於好奇。

她，常一人一車遊山玩水，夜晚露宿街頭也能隨遇而安。

她，常單槍匹馬出國流浪。她說哪裡貧窮她就去哪裡。貧窮愈來愈找不到，心靈卻日漸富裕。但，在她積極正向的背後，有深度的憂鬱。

她，曾想自殺，但割捨不下孩子，卻會無緣無故打他，直到感受到孩子的痛，才驚覺不對。

她向外求助，看診治療，吃了藥，但憂鬱依舊。她必需在藥物治療下，爲自己尋找生命出口。

出國，自助，流浪。

人生，起起伏伏，像天候變化，有陽光，也有風雨。當陽光穿透風雨、雲層，輕灑下金光，彩虹出現在天空，抬頭便能看到這一片美麗。

看著她一步一腳印走出憂鬱，眞心爲她喝采。

盤旋在天空的鷹，順風而起，逆風飛翔，展翅翺遊。

生命的精彩盡在故事裡，期待一頁接一頁地翻開。

——春梅

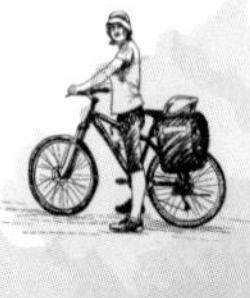

序文2

縱情山林的俠女
浴火重生的鳳凰

參加滷肉腳健行會，中、南部過夜行程，絕大多數總是位女嚮導帶著我們造訪無數山頭，跟隨多次，認識日久，佩服油然而生，她是我們心目中的俠女——沐塵。

總是一車一人一狗，千山獨行，夜宿車裡、溝渠、林間……，爲我們找尋最佳路線，規劃如何前進、休憩地點、餐宿何處，多個登山口，踏查一次不佳，就二次。

孤獨的靈魂，源自於幼時艱難的環境，親情的疏離；自小墜入憂鬱自傷的深淵，深陷狂飆錯亂的歲月；曾經自殘、曾經傷害無辜小孩、走不出的黑洞……不堪回首。

然而鳳凰浴火要重生，終不能捆綁逆風要飛翔的鷹鷲，緣於對於孩子的愛，心中的深層良善，借由馬拉松式的徒步、爬山、朝聖、旅行……自我療癒，掙脫、蛻化……。

這段自我療癒的過程，走過山、越過海、深入僻遠鄉間、不是一般的旅行、不是普通的登山、製造篇篇精彩故事；終能得到救贖，她能，沐塵相信其他憂鬱患者也能。

我們的俠女，浴火重生的鳳凰，一生經歷非凡，走過生命幽谷，想要出書，爲自己留下些許記錄，爲子女、爲憂鬱患者、家屬、大衆，增加理解、促進療癒。

自我期許：
人生的色彩，自我揮灑
生活的多姿，自己創造
精彩的故事，盡在篇章裡

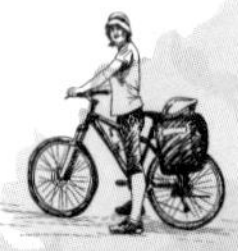

願天下人，
離苦得樂，
沐塵能，相信受苦的普羅大眾也能。

——蔡美玲

序文3

沐塵代表的不只是一個人、更是一段故事、一個時代的淚痕，
美國的心理學家威廉・詹姆斯（William James）曾說：
「思想（態度）決定行動，行動決定習慣，習慣決定性格，性格決定命運。」

而關於一個人最重要的思想、意念及自我價值
影響最深、最直接的莫過於我們的親人。
從沐塵的童年回憶當中，
看見的是一個不被滿足、不被理解、不被支持的童年，
一個懵懵懂懂的孩子，用盡全力地在接下來的人生裡，
嘗試去透過各種方式療癒自己，撫平心中一道一道的傷痕。
我由衷地感動沐塵願意把自己的故事分享出來，

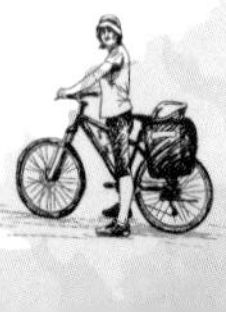

我想這不是多數人有勇氣做到的。
因著我們都曾在關係中受傷、失望、懊悔……
所以每當讀著沐塵的故事時，
似乎總是能在那些場景當中，看到與我們相似的身影。
而讓我們感受到原來我們不孤單。
看著如今的沐塵，真心替她感到驕傲。
她是位勇敢的孩子，卽便人生一路坎坷難行，
但她總是不願放棄、不願妥協，
回顧她的一生、就像是一段朝聖之路，
前方再怎麼難行，她仍舊收拾好自己，繼續一步一步地朝著光明走去。

——惟澤

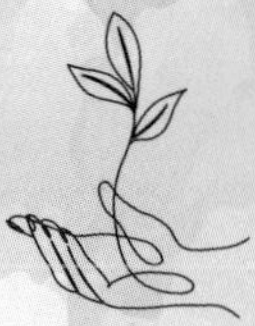

序文4

還記得第一次跟阿姨見面的時候我是很緊張的，跟阿姨的兒子交往開始就陸陸續續聽過一些阿姨年輕時與他兒子的往事，很多事情是這麼的讓人不可置信。第一次見面是在一間火鍋店，我緊張的點了點頭，阿姨也很客氣地讓我坐下。由於父母工作關係，我與許多長輩打過交道，但阿姨卻是很特別的一個。她沒有架子、沒有過多的包袱，言行中處處讓人感受到她的眞摯、樸質與豁達。這與我男友描述的給他那些童年的「他的母親」，讓我無法想像竟是同一個人。

人生本是起起落落，陰晴風雨世事無常。誰不想平安順遂過完一生，但如果人人都如此，那何來故事？而在淑貞阿姨的故事，我看到了一代人的無奈與哀愁、看到一個憂鬱症患者的勇敢與脆弱、看到了一位母親的掙扎與愛。我們這一代人，大多不用太多的努力就能享有祖輩們打拼來的生活與栽培，也不曾體驗過白手起家的血淚，不清楚上一輩們爲了生活與家庭所受的委屈和堅忍，而這些，

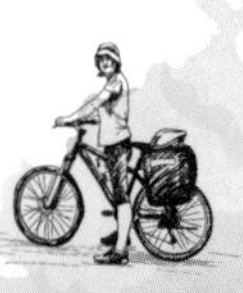

卻在淑貞阿姨的自傳中讓人能窺一二。

跟著淑貞阿姨的青春，看著她心路歷程，跟著她從這些艱險與困頓的過往慢慢走出，最後慢慢放下仇恨與憤怒，試著原諒了自己，原諒了別人，看著看著，腦中總想起《感恩的心》的旋律與歌詞。有道是：行到水窮處；坐看雲起時。人生有些路高山險阻且長路漫漫，但只要願意踏出腳步向前，路上就能看到沿路的繁花、遇見友善的手和溫暖的笑容，最後走過低谷，在山峰上喫著茶欣賞燦爛的朝陽，感受到的蛻變與重生時，那又何嘗不是一種幸福呢。

「你們落在百般試煉中，都要以爲大喜樂；因爲知道你們的信心經過試驗，就生忍耐。但忍耐也當成功，使你們成全完備，毫無缺欠。」——雅各書1章2-4節

——柯　騰

撰於2023/01/20

序文5

就像《牡羊少年的奇幻之旅》書裡那句頗激勵人的佳話「當你真心渴望某種東西時，整個宇宙都會聯合起來幫助你」，這本作者爲了療癒自己，也是出於強烈的自覺自救而獲得更多的助力所完成的自傳，也是她的處女作，赤裸裸直辣辣，沒有特別修辭堆砌的美麗辭藻，但有笑有淚，有沉重也有輕鬆，一如她的個性。

認識沐塵已快四年了，她在我心目中，像是一個只存在金庸小說裡才看到的特殊女性，卻跳脫出來民間的現代俠女……她用那破破的英語跟特有的身體語言溝通技巧，完成百日南美浪遊，勇闖非洲馬達加斯加，尼泊爾健行到達聖母峰五千多米的重男輕女基地營，大陸西南西藏騎單車，獨自環咱台灣島兩次……每趟長途行程可說都發揮了背包自助客的克儉克難精神之極至，令人驚嘆佩服！能如此的男性都屈指可數，何況是女性，不只如此，她也是某登山社團義務領隊，

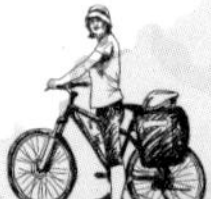

常為了開發新路線，獨自到陌生山區先踏查，偶而就紮營露宿山區……獨立獨行的作風跟勇氣，她現代女俠的封號，絕對實至名歸。

直到去年她又獨自一口氣走完西班牙兩條最經典跟最熱門總長超過一千公里的朝聖之路後，才從她FB及親口跟我說她有嚴重的憂鬱症及童年到青少女時期不可思議的傷痕記憶。

這跟她平時給人直辣爽朗的印象是多麼的反差，多麼不可思議。原來，笑容的背後，是不少淚水的洗滌；堅韌的背後，也是無數柔弱的摧殘鍊達～

同樣是五年級前段班生長在小康家庭的我，且已是九年國教實施快十年的年代，實無法想像竟有一個如此聰慧，家境也不差的女孩，仍被上一代「重男輕女讀書無用論」的偏頗固執觀念下，所壓抑所耽誤，還好老天有眼，蘊含養份的種子，不管環境如何，它總要爆發要成長，雖然一路走來跌跌撞撞，也曾走到絕路，但柳暗花明又一村，她終究找到療癒自己的路，長途旅行，登山，健走，雖也是逃離，但無疑都是最養身最健康的方式。

往事已矣，再次刮骨療肌只會反複疼痛，很高興她藉著文字再次沐盡前塵，將以往酸甜苦辣百般的滋味，化爲灰燼，燃燒自己也照亮別人！眞正放下它，快樂做自己，未來的每一步，不管山路或大道，泥濘或平坦，都是享受喜悅！

～一凡～

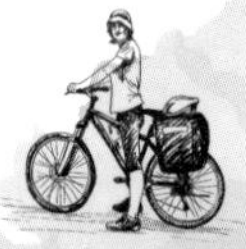

前言

近期，全是知名藝人墜樓身亡的新聞。想到自己也被重度憂鬱症纏身長達幾十年，從不曾聽過「憂鬱症」，到這個病幾乎成爲現代社會流行病，從一餐需吃八顆藥，一日吃四餐，到如今一天只需吃兩顆藥。從分分秒秒想跳樓，到如今能活的有願景，能盼望看到明日的日出。一連串的抗病過程很精彩。我的人生過的也很不一般。會得憂鬱症不是沒有原因的，我的人生只有中年與老年，沒有童年、少年、青少年與青年。每次談及過往片段的事件，有悲苦的，也有有趣的，總會有聽友鼓勵我寫下來。好吧！寫下來，就當做人生的回顧！也許眞如淑萍說的，它能讓我再次得到療癒。

從哪說起呢？就從我如何得知自己患了「憂鬱症」吧。

目錄 CONTENTS

Chapter 2

第二部　憂鬱種子的萌發與茁壯 …… 89

Chapter 3

第三部　荒謬的婚姻

目錄 CONTENTS

Chapter 4 第四部 放逐、療癒

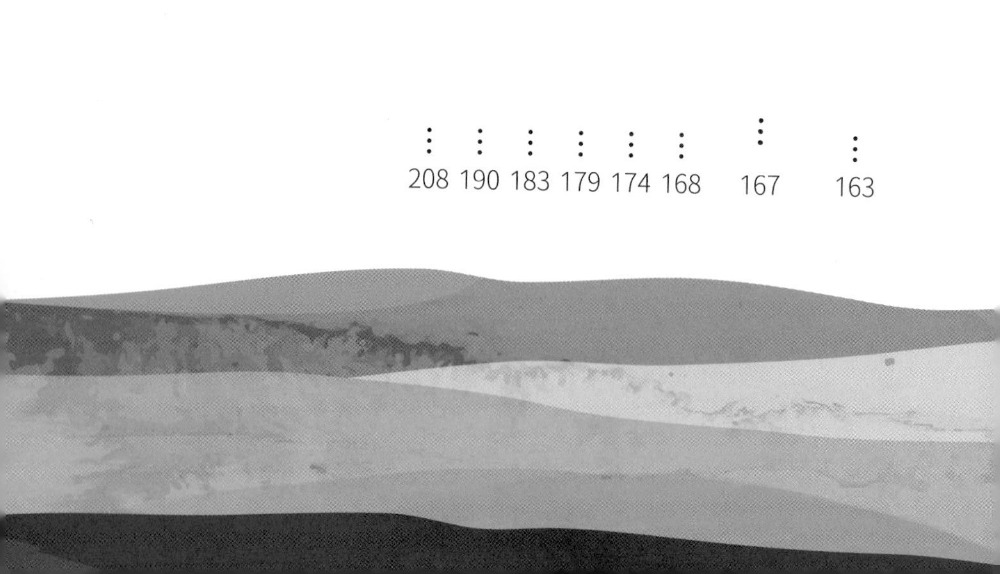

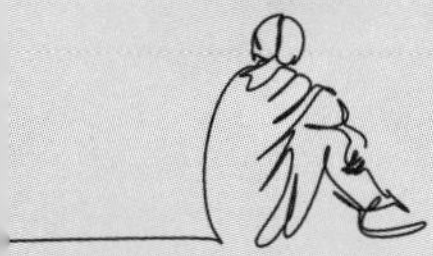

Chapter 1

第一部

混亂

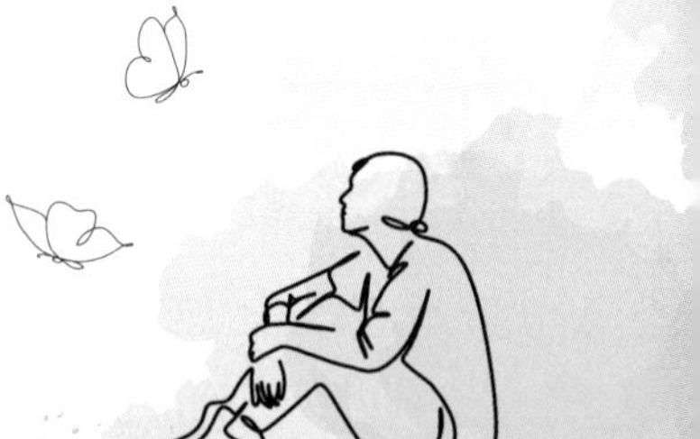

第一篇 得知罹病

多年前，因爲無法控制情緒，會瘋狂，無理性的打、罵、威脅孩子，在打罵的同時，自己知道不對要停手，但卻停不了，事後總會自責，告誡自己別再有下回，但事情卻總是不斷在輪迴。意識到自己應該是病了，去看醫生，已過了有十年，兩個孩子也早被我傷得不再快樂。

第一次去看醫師時，我才坐下，護理師就把一盒面紙放在我面前，我一面哭一面講述我如何對待孩子，講了一個多小時，醫師只淡淡的說：「你是憂鬱症，而且是重度的，你這樣對待孩子，我不用看，就知道他將來會成爲怎樣的人」然後連講了五個負向的詞，我張著嘴直點頭的答，對，對，對……，他真的一直在往那個方向偏了！

拿了好厚一疊藥回來，我並沒有吃，因爲當時的時空環境，整個社會對「憂鬱症」都不理解，當然也包括我。我不信任醫師，所以我不吃藥。

過了半年，情況越來越嚴重，有天在載孩子上學的途中，我一面威脅著孩

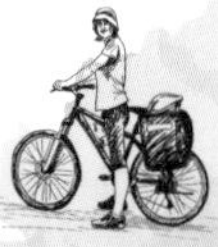

子，要把他載到火車站丟掉，一面自語著「我這是怎麼了，我一定是病了，我一定得看醫生」，「看醫生，看醫生，我陪你去」孩子說著。

再次進了診間，我告訴醫師，爲了我的孩子，你要我做甚麼，我都配合。就這樣，開始了一天吞三十二顆藥，一星期一次心理諮商的治療。

吃了藥後，整天都在睡覺，全身軟趴趴，只有接孩子上下學時，能憑意志力起身二個小時。配合著心理治療，情況有所進步，讓我看到了希望，但過一陣子，又陷入深深的黑暗中，周而復始，我絕望了，我問心理師，最後會走向何方，她說「不知道，每個人都不一樣」我說我要放棄了，下星期我不再來了，隨便它要往哪裡走。心理師不斷的強調這個病就像螺旋，一圈一圈的第二圈的低點會低於第一圈的高點，但總體是一圈比一圈高的，長遠來看，疾病是有進步的。她一再要說服我繼續接受治療，我一再拒絕，最後她說「淑貞，你也知道我們的會談該在幾點結束，現在已經幾點了，要談這麼久，又是這麼負面的問題有多累，我只是要你知道，我們都願意幫你」。這時我抬起頭，看到心理師淚流滿面，我才答應再給自己機會。直到此時，我才相信世上眞的有心存仁愛的醫師。

又過了一陣子，我又陷入憤怒的的漩渦裡，我告訴門診醫師，我決定要做我早就想做的事了。他說那我是不是該通知警察，我瞪著他，心裡想著，我是因爲信任你才告訴你，你竟然這樣對我。就在那下午，我接到山協的通知，抽到排雲山莊，一個月後爬玉山。抽了兩年才抽到，那就爬完再死吧！

爲了爬玉山，我開始運動，很努力，很努力。從騎不動腳踏車到能背著二十公升的水走小山，情況一天比一天強，一個月後順利登頂玉山。在玉山上，我告訴嚮導楊大哥，你救了我一命。

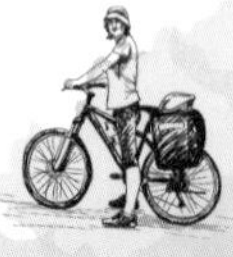

第二篇

鐵馬環台記

從玉山回來後，身心狀況都有進步，決定繼續努力運動，一個星期後，不知哪來的勇氣，就踩著腳踏車往台中走，開啟了我的環台旅行。永遠記得那天是七月二十九日，全年最熱的日子。現在來分享這段期間發生的幾件趣事。

爲了順道看在台北的二哥，走了一般腳踏車環台不會走的「汐萬路」，中午一點多，奮鬥在大陡坡上，熱的實在受不了，公路兩旁緊鄰排水溝，再無餘地，把車推進水溝裡，自己也躺進去，躲一躲太陽。哈！

騎到蘇花公路時，又睏又累，直接睡在明遂道兩旁的護欄上。哈！

到花蓮市區，在麥當勞遇到一位開加油站的先生，讓我經過他的加油站時進去拿幾瓶礦泉水，並告訴我一個資訊，全花蓮的警察局都可提供鐵馬環台者休息，住宿。那晚放心的夜騎，完全不擔心住宿問題，想說騎累了看到派出所就去住。到了九點多，進了派出所，對著值班員警說我要住宿，他回我，「住宿你要去找民宿怎找到派出所來」，我說「外面不是掛著『腳踏車驛站』嗎，『驛站』

就是提供住宿的地方啊」！他說「是掛著驛站」，但只是提供加水與打氣的服務。哈！

早上離開民宿時，老闆教我從台九經長濱遂道轉台十一，台十一很漂亮。並且接著說，除隧道前兩公里上坡外，我可以一路唱歌到台東。十點多看到兩旁有幾家溫泉館，心想前面已騎了兩公里上坡路，接下來輕鬆了，便去泡溫泉。約一點鐘，隱約聽到「沒有聲音，怎麼辦，怎麼辦，問老闆，問老闆」，過了一下，敲門聲伴著大叫「小姐，小姐」，恍惚中應了聲，「你沒事吧」，「沒事，我睡著了」。哈！

接下來一路唱歌到台東！我哩咧，原來現在才是兩公里上坡的起點，那前面那些上坡叫什麼？太陡太陡，太陽好大，路旁有卡拉ｏｋ亭，進去問了句「請問你們的太陽幾點下山，」「哦！要五六點哦」，還三個小時，不管了，用唱歌來躲太陽吧！四點多時看到一對情侶努力的往上騎，我隨後便也上路，追過推著車的情侶時，大聲的喊了聲「加油」，便揚長而去。過了隧道便是長長的陡下直到台十一。去吃了碗牛肉麵後重新上路，又看見情侶推著車上橋，我又大聲的喊「加油」，又要揚長而去。「喂，等一下」，我停下車他兩追上來，「大姊，妳

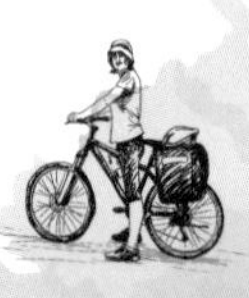

是當地人嗎，怎麼那麼厲害，視上坡爲無物」，「我哪有那麼厲害，我也騎不動啊，隧道前遇到你們，我已休息了兩個多小時，剛從卡拉ok店出來，現在則是剛吃完麵，出來的」。「我跟我先生說，你一定是賣鳳梨的，你的腳踏車後面綁著黑色菜籃」。「菜籃大姊」有一陣子成爲我自我介紹的名字。哈！

冷氣太冷了無法睡，也不知從何調節，乾脆上路了，才半夜兩點。又是正午時分，到了大上坡，費了九牛二虎之力，終於終結陸上路段，這時我已累到要虛脫了。到了森永派出所，兩位員警在所外攔查過往來車。「請問這附近哪裡有民宿」我問，「民宿哦，哦，妳過頭了哦，在山下」，一位員警用著原住民腔調回答我。我長嘆一聲，他接著說，「才十五分鐘而已啊」，「我知道下去十五分鐘，但上來要三個小時，我死都不要下去了」。接著我問「不然你們這裡哪裡可以借我休息一下」，他指了指裡面。裡面有三，二，一的老式客廳傳統木椅，我把電風扇喬好位子，便躺在三人座上閉目養神，過了些時候，警員進來，依然用著原住民腔調說「小姐，這樣不太好看吧！」「不會啦，我老了」，再過了些時，他再進來，「小姐，妳什麼時候要走」，「我休息夠了就走。」又過了些時，他再次進來問，「小姐，妳到底什麼時候要走，太陽要下山了」，我一會兒

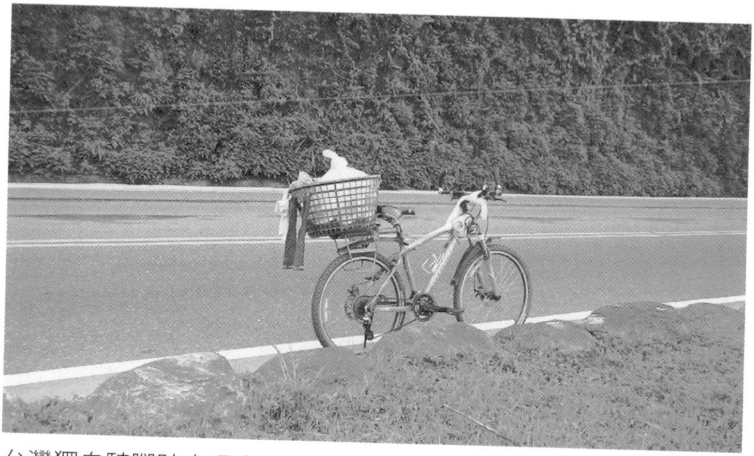

台灣獨自騎腳踏車環島

就走。看來，他眞怕我賴在那裡不走了。哈！

從派出所出發很快就天黑了，就著腳踏車微弱的燈光，騎在沒有路燈的舊南迴公路上，偶爾有輛車經過，帶來短暫光明。經過獅子國中時，想進去借宿。剛進到走廊，一群孩子迎面而來，「請問」？我才開口「給妳」，走在最前頭的孩子將兩手裡的兩罐冰涼飲料推向我「不用啊，我有水」「沒關係，給妳」，這孩子太善良了。看到滿臉通紅，氣喘吁吁，全身濕透的我，急著要將飲料給我。

後來老師告訴我，兩公里外就是楓港，那裡就有旅店。（謝謝獅子國中）

隆安旅店就位在往墾丁與往台東兩公路的三角窗上，在櫃檯問老闆「請問住一天多少錢？」「六百。妳一個人」「是」我回答，「五百」，老闆馬上改口。老闆告訴我，我是他的旅店開張以來，他看到的第十個一個女生環島的人，而我的年紀最大。得知我今天從東河騎到楓港更是敬佩。因爲已經八點多了，街上店都收了，他給了我一大碗飯菜。（老闆，至今仍感激你的一飯之恩）

第十四天的中午回到斗六的家，鐵馬環台成功。這其間有一次颱風，我在南庄朋友家避風三天，實際騎行十一天，九百多公里，腳踏車無恙，人瘦了七公斤。回來洗完澡大睡到隔天中午，一走到庭院，發現腳踏車後輪沒氣了。破胎。（感恩上帝）

第三篇

混亂歲月

重度憂鬱症的人，有七分之一死於自殺。他們病況最嚴重的時候，並不是最危險的時候，因爲這時他連自殺的力氣都沒有，而是在體力比較好，心靈卻仍處在深淵裡時，最容易發生。

環台完成後，我已能趴趴走，但腦袋是混亂的。胸口裡的活火山仍是隨時在噴發的，就算只是在街上的擦肩而過，都可能引爆我的怒火而和路人吵架。跳樓的念頭強烈到連騎摩托車，只要紅燈停下來，我就環顧四週，看有無大樓，看到大樓後開始數樓層，一，二，三……數到十就不再數了「這時我走到電梯前，進了電梯，來到頂樓，走向女兒牆，翻過，墜下，降落，快速降落，直到地面前一秒」沒了，畫面總是消失在此時，從未見過血肉模糊那一幕。一再發生，從未改變。但因著對孩子的愛，有一個強烈的意志力阻止我去這麼做。

記得開始吃藥後大約一年多的時間，我的腦漿是被混凝土車日夜攪拌的，很多記憶是片段的，今天先來分享幾件當時我常做的事，但先後順序我無法正確排

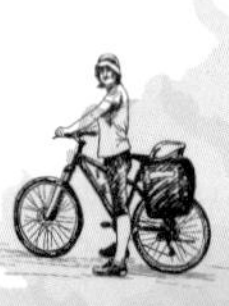

列。

包水餃。有一陣子我不斷的在包水餃，這簡單重複的動作，似乎能讓我平靜。

餵流浪狗。我會去自助餐廳放在外頭的「噴桶」翻找骨頭，帶到山上給流浪狗吃。

割草。帶著鐮刀，到廢耕的田裡，割那過膝的長草。我超怕蛇，但我不知道那陣子怎敢這麼做。

掃馬路。有很長一段時間，總是等到黃昏柏油山徑無人時去掃路上的落葉，兩旁都是竹林，卻不懂恐懼。

最瘋狂的來了，總在半夜三點多哭醒，用腳踏車載上四條狗，到山上無住家的溪邊，在哪裡脫光衣服又跳又笑又哭的到天微亮，穿好衣服趕回家躲起來。（無法見到村人）

卡拉ｏｋ唱歌。一天一百，大家照順序上台。我總是帶著一本書，默默的坐在不起眼的位置，靜靜的觀看周遭及書，輪到我時就上去唱。

以上這些瘋狂事，都是伴著水龍頭般的淚水做的。時間長達三年。我曾問醫師，爲什麼我總是在流淚，停都停不了，他說「這是憂鬱症典型的症狀你不知道嗎？」

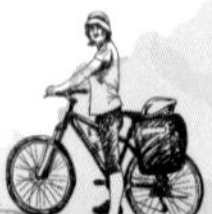

第四篇 嚴重事件

在做著各項瘋狂事件的同時，跟孩子的衝突仍不斷在發生。說「衝突」不如說是我單方在發洩。總是大聲咆哮，恐嚇，拿到什麼摔什麼，這晚又發作了，第三度摔壞了兒子的筆電，看到他用顫抖的雙手捧起那摔壞的筆電，我好不捨，好恨自己爲什麼會這樣。我躺在床上一直哭，一直哭，突然，耳邊響起命令聲「殺了他，殺了他，殺了他」，非常堅定且同時從我右後背推我起床，走向廚房，拿起那把最快最尖的刀，轉向兒子的房間，直接朝著兒子的左胸口刺下去。啊，不可以，不可以，一個微弱的聲音抵抗著，左側身很努力卻無力的反抗著，一直要把自己壓制在床上。兩小時後，惡魔退去。我驚慌至極，第一次嘗試打電話求救。「請問你知道什麼是憂鬱症嗎？剛有聲音命令我殺了我兒子」，一直哭，一直哭，「你有沒有吃藥」，一直哭，一直哭，只能一直哭。「小姐，你這樣一直哭，我也不能幫你啊，你要不要掛斷電話整理好情緒再打來」，這就是台灣的求救系統。

隔天一早，打電話給心理師，告訴她這件事，她要我下午馬上過去會談。她說，我必須在房子到處裝上求救鈴，通向解救者，他一聽到鈴聲能立刻趕過來阻止憾事發生。因爲我發作時，還有一絲小力量反抗，還能爭取到一點求救時間。沒有，沒有，我想不出有什麼人能幫我。

當天晚上約十點鐘，我意識到又要發作了，我一直趕兒子出去，出去，你給我出去，大聲咆哮著，他出去了。我躺在床上哭泣，哭了兩小時，醒了。啊！剛又發生什麼事了，兒子咧，兒子咧！沒在庭院，趕緊騎車去找，在約三四公里外，每天上學的省道找到他，他就睡在路邊。

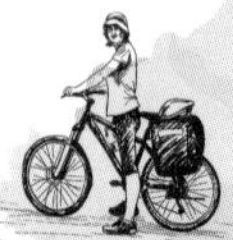

第五篇 決定自殺

這次的事件，讓我驚嚇到，怎麼辦！怎麼辦？我決定在殺死兒子前殺死自己。但這孩子從小這麼聰明乖巧，這麼懂事體貼，這麼愛我，我又從小一再告訴他，都是爲了他才活下來，如果自殺，他一定會一輩子活在自責中，會覺得是自己不好，才讓媽媽自殺。就像我的媽媽每次離家出走回來都告訴我，都是爲了我才回來。她一輩子跟著父親過得不好，我都覺得是我的錯。

在一次因緣中，看了謝旺霖的「轉山」，給了我靈感，我就去大陸騎腳踏車，在金沙江上，將龍頭往右彎，一切就結束了。屍體如果被發現，就是意外死亡，未被發現，就是失蹤。我將計劃告訴心理師，她說，我如果這樣做，兒子將一輩子都在找我。害怕殺死兒子的念頭強過一切，我堅持出行大陸。

將兒子送回去給他爸爸，於兒子小六畢業前幾天，去了昆明。

第四天，我還在昆明，接到燕美姊電話，她質問我要讓兒子住她家，爲何都沒問過她。我很訝異。我想是出行前，我曾向惟澤提過，能否讓兒子去住他家。

在電話中，正式將兒子託給燕美姊。惟澤是燕美姊的兒子，他兩一直在幫助我與兒子。燕美姊一家人是我家的大恩人，永遠銘記在心。

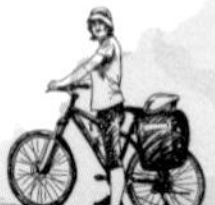

第六篇

鐵馬雲南行

在昆明花了約一萬元買了台美利達登山車，上路。鐵馬環台時認識的朋友于閑很關心我的狀況，天天打電話關心。第一天上路晚上，我興奮的告訴她，路況又直又平車不多，很好騎，本來到大理要十天，不用，七天內一定能到。于閑很訝異大陸那麼進步了嗎！連雲南這偏省也基建這麼完善了。第二天再次上路，才騎不到半小時，遇到收費站。「同志，這是高速公路，自行車不能上來」哈哈哈，原來我昨天騎的是高速公路。收費員很友善的幫我把車扛過護欄，要我從樹林裡的小路走到村莊，就能接國道。一接國道沒多久，就因道路坑洞，摔車。糗大了！

到大理時，巧遇狗狗市集，各種狗狗沿街展售，印象最深的是比狼犬大的白貴賓，從不知貴賓可以這麼大漢。一時失心瘋竟買了條約一公斤重的幼犬，還買了個小鐵籠，把它掛在後背包上，繼續騎行。當天晚上睡在停電的旅店時，將它放在床邊。半夜突然一聲奇怪的哀嚎嚇醒我，但全然黑暗，並不知道發生何事。

隔天繼續行程，狗狗突然又哀嚎，竟然是癲癇，天啊！上帝，您到底要告訴我何事，怎麼給我這樣的遭遇呢！

我這一生只愛過一個男人，他就患有癲癇。當初家人要我結婚時，就因爲他有這個病，我棄他選擇先生嫁（這是我至今的秘密，幾乎不曾與人分享）婚姻生活很痛苦，我一直在自責，認爲上帝要把男友交給我照顧我拒絕了，才會讓我嫁了個完全無法溝通的人。

現在本該是實行計劃的時候，因著這條狗，相信上帝一定要告訴我什麼事，決定繼續行程。到哈巴村時，將狗寄託給旅店老闆，去爬哈巴雪山，三天後回來，狗狗因被餵食雞骨，捅破胃腸內出血，肚子脹的大大，隔天一早走了。我不斷跟狗狗道歉，都是我不好，才令你小小年紀就離世。我一面自責，一面不斷問上帝，到底要告訴我何事呢？

到香格里拉時，發生新疆事件，青旅裡的年輕人們，都勸我別再往前，因爲往前是藏族區了，這個時間太敏感了。決定把腳踏車寄到廈門，跟兩位中國女孩坐公車旅行。

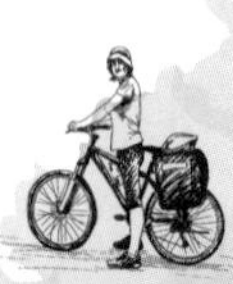

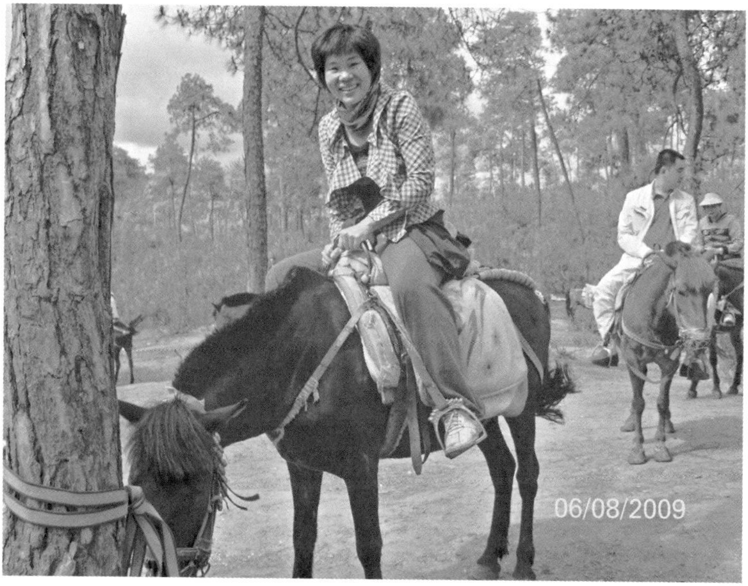

補充雲南鐵馬行

有兩件事我覺得值得分享，補充一下。在往楚雄的山上過夜，半夜起床上廁所，抬頭猛見天空，美得感動，星星又大又亮又多，簡直就是直接在看星象盤。這時才能明白，爲什麼古人沒望眼鏡卻能畫出各星座。太清楚，太清楚了，永生難忘。另一件是好玩的事。說來讓大家笑笑。有天坐在山道旁休息，有位中年男人經過，我向他問好，他對我說「你就不要再流浪了，跟我回家，白天你在家養養豬，我在山上放放牛，晚上抱抱，多好」，我說「欸，我是來旅遊的，家裡還有孩子等我回去呢」，

「我看妳根本不是出來旅遊，妳根本是無家可歸」，然後我問了他有幾頭牛，幾隻豬，一隻各是多少錢，我幫他算了約值20萬人民幣。我說，「你路旁看到個女人就要撿回家，你就不怕我把你的錢都拐跑」。「我的錢你怎麼可能拐的走」他說。我說「就把牛販子找來，告訴他，這些全是我的牛，便宜賣給他，拿了現金就跑了唄」，「說的是哦，我們村內還真有人錢被拐走了」

第七篇 三個背包客

在香格里拉認識了金英，她是被家裡逼婚出逃的二十二歲女孩，預計用一年時間看遍祖國後，才甘心返家接受家人的安排。背包裡除了簡單衣物外，竟是整套保養品，都是正常size，不是外出小包裝的，那得有多重啊！我笑她如此愛美，她說，這些東西買都買了，不帶出來用，一年後回家都過期了。此外還帶了一本厚重的旅遊書，我估計光這本書就超過兩公斤。

亞琴則是先前在日商公司當老闆秘書及翻譯，被司機慫恿利用職務收了幾萬元回扣，後來害怕出事便辭職出來玩。她最常掛在嘴邊的話是——我一定要在二十四歲前把自己嫁掉，不然就成了「大齡剩女」。而她當時已二十三歲了。

三個女人湊成團，就搭著公車旅行。首站是大理。

出師不利，我在往大理的公車上，被扒了將近二千元人民幣。當天晚上，她倆爲了安慰我，請我喝酒。

我們下到洱海採四角菱角，小小一顆，又到田裡撿拾NG的「窩筍」（大概是台灣的菜心吧），扛了一大捆在肩上，三人一路唱歌一路走回青旅，途中一大叔開著農用三輪車經過，「姑娘，去哪裡，太重了，我載妳們」，當然樂於接受，看來人美沒辦法，就是受歡迎。

回到青旅，向老闆借用廚房，將戰利品處理了，這期間，她倆還爲了誰才能當主廚，起了小小衝突，我則是樂於當個閒人，靜等美食上桌。不得不說，她倆眞是能幹，簡單的蔬菜，在缺材少料的狀況下，做的很是美味，配著啤酒，歡樂的吃了一餐。

接下來，到了六庫，我總覺得它是六座火藥庫，太熱了。六庫市區就位於怒江兩側，有一條橋貫穿，晚上，橋上坐滿了人。烤魚，六庫的烤魚叫人懷念。整隻對半攤平的魚肚上，撲滿了青椒，紅椒，辣椒，胡椒及蔥，淋上每家特製醬汁，在炭火上烤的滋滋作響，說多美味就多美味。我們三人就坐在橋上，吃著烤魚聊著各自的過去與未來。

片馬——一個緊鄰緬甸的小鄉村，不知道金英爲何要去，就是看不到柏油路，雞，豬，鴨都在路上跑的小地方。問了往緬甸的路，我們散步過去。中緬邊境就在地上畫一條白線，中方無人看守，緬方倒是有兩個士兵守衛著。我裝無知走過去，馬上被呵斥，趕緊跳回來，所以我是去過緬甸的。

回程遇雨，躲到路旁屋簷下，主人出來與我們聊天，告知有條小路可以通向緬甸，約好明天帶我們過去。當晚剛好之前中虎跳認識的廣州朋友打電話來，我告訴她這事。她警告我，要有政治敏感度，他就是要帶我們去賭場，她有朋友之前被扣在賭場，花了幾十萬才弄回來，中國人尚且如此，你一個台灣人去會有什麼下場？嚇死人了，原來水這麼深。

隔天，我們當然沒偷渡過緬甸。我們走了另一條小徑，路旁有很多野莓果（懸鉤子），邊採邊吃邊聊，莓果越來越肥碩，好興奮，採的好高興，吃的好滿足。這時路旁地上出現燒過的痕跡，並有多個完好但骯髒的碗凌亂的丟在地上，很詭異，再往前一點，電線桿上貼著一張告示牌「請勿在此焚燒屍體及垃圾」，「屍體」，三人異口同聲的驚呼。

回旅店問了老闆，當地窮人的確會把屍體運到村外焚燒。

第八篇 拆夥

接下來，我們預備拜訪獨龍族村寨。

獨龍族是中國人口第五少的民族，人數約有七千人。大多住在雲南貢山自治縣的獨龍鄉。曾保有群婚，紋面與公社的習俗。

坐公車到終點站「開茨」（因已十四年了，記憶模糊，不確定地名正確）。開茨是個山城小鎮，要不了多久就可逛完。在此過了一夜，第二天便沿著獨龍江左岸徒步，前往村寨。聽金英說，要走三天，在途中有民家可借宿及飲食，所以我們並無準備糧食，只帶了些水。

前幾個小時，路徑寬敞平坦好走，又是在樹蔭下，邊走邊聊邊唱歌，有時還下到溪裡泡泡腳，很是快樂。後來路徑變小，雜草密集且草長過膝，重點是，到現在爲止，並沒看見任何住家。

這時發現對面有一條小路通往山上，那座山的半山腰是一條公路，我們想民家也許是在公路邊，決定循著小徑上到公路去。

一開始很順利，路徑明顯也不會太陡，經過一座新墳，心裡有點毛，但不影響行程。走著走著，進了樹林，雜枝倒木，岩石植被，根本沒有路。而且此時山勢越來越陡，亞琴與金英都無爬山經驗，我走前面左彎右拐的開路。到了一處石瀑區，不是巨石，而是像乒乓球到拳頭那樣大小的石瀑。我判斷這應該是雨天水流路線，只要沿著石瀑往上，一定能到公路。問題是它很陡，陡到必須用四肢爬行，爬行時石頭還會不斷滾落。

亞琴不停說著「我要死了，我爬不動了，妳們上去吧，我就在這裡等死……」，我大聲呵斥她，閉嘴，把妳說話的力氣留著攀爬。

努力了約半小時，終於上到公路。

我躺在路中央狂笑，亞琴則坐在路邊哭泣，金英就站在那，無奈的看著兩個發癲的女人。

發完癲，三人繼續前進，但仍未見住家，三個人都又餓，又渴，又累，心中是惶恐與絕望的。

此時，對向開來一台貨車，我跟亞琴站在路中拼命揮動雙手，貨車停下來了。就這樣，又回到鎮上。

第二天，金英去問了昨天的司機，他願意載我們入山。但亞琴不願意，她不去了。我選擇跟金英走。此時，亞琴提醒我，「大姊，你已好幾天沒吃藥了，妳不怕發作嗎？」，是啊，我們三個的大背包都寄在大理青旅，只幾件衣物隨身，我藥忘了帶，看來似乎是不能朝更深山去了。

就這樣，金英繼續去探訪獨龍族，我跟亞琴則去了騰衝。

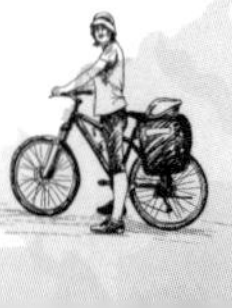

第九篇 騰衝旅遊

跟亞琴到了騰衝，隔天，她說要去書店看書，讓我一個人去玩。

找了台摩托車，一百元一天，載我去景區。摩托車在紅燈前總是早早熄火，然後滑行到路口，司機說是爲了省油。聽了我心裡頓了一下，有必要省到這樣嗎？後來替他算了算，的確，載我一天的油錢，加車的消耗及折舊，所剩眞是不多了。

首先，去了火山區，當年沒什麼人工建設，就是土路步道，爬上了山頂，遠望像是整個平原，倒扣著一個個綠色的碗，想像著回到了侏羅紀時代，一個個碗口噴著白煙或焰火，恐龍們就在那平原上奔跑廝殺著。接著下了底部，就是長了雜草的凹凸地面，當然是見不到白煙焰火的啦！接著騎了好長一段路，去看「柱狀節理」。摩托車終點，還得走一段步道才到。當司機指著對岸崖壁上的岩石，告訴我，那就是柱狀節理時，小小失望了，很不起眼的一小片。（過了些年，認識澎湖的柱狀節理，澎湖完勝啊！）然後去了熱海景區，走在充滿硫磺味的步

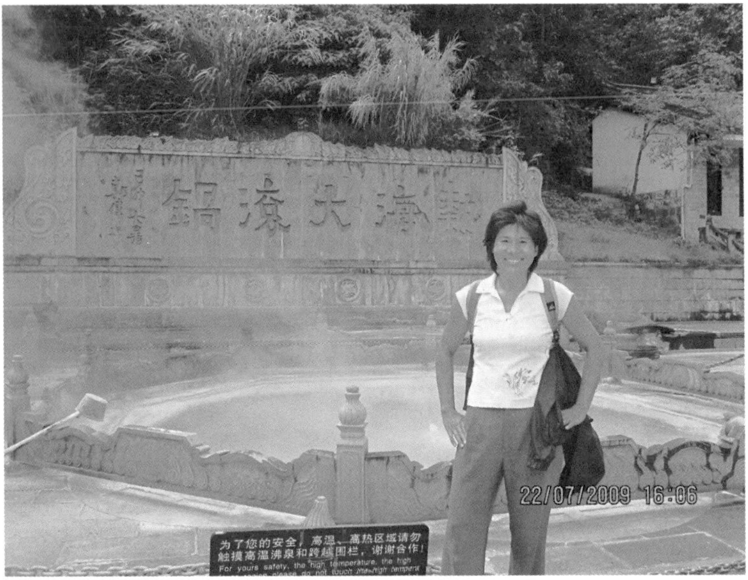
22/07/2009 16:06
为了您的安全，高温、高热区域请勿
触摸高温沸泉和跨越围栏，谢谢合作！

道，參觀著湧泉及溪流，覺得很像陽明山的地熱谷，印象中，最後面那個是最熱最大的。最後，去泡了溫泉，還記得費用是五十元。

第二天，跟亞琴去了和順古鎮。遊客不多。這個建於明朝的古鎮，人口只有六千人，僑民卻有一萬多人。規模沒有麗江大，也不像麗江市儈。還保有質樸本色，逛起來很平靜。

（現在的火山區劃爲國家公園，多了很多水泥建設；和順古鎮則是麗江化——可惜了）。

第十篇 溫泉假期

回到大理，拿了行李，首先到了——周庒，參觀紮染製作。看匠師們將棉白布或棉麻混紡白布，折成各種形狀後用棉線紮緊，浸入由植物製成的藍色染料裡，不同缸的顏色深淺似乎不同，工序繁複，最後製成件件不同花樣的成品。

接下來到了——下山口。洱源縣的一個很小很小的村莊，來此泡溫泉。這裡是內行人才知道的，價錢便宜，cp值高。一般遊客都到洱源縣城去。消息來源是大里青旅老闆。的確便宜，住宿與亞琴各十五元，到對面與旅店合作的溫泉泳池游泳只要五元，我倆在此住了半個月。這裡溫泉水源豐沛到連排水溝裡的水都是熱的，泡澡時，大喊「老闆娘」，「太熱還是太冷」，「太冷」，「哦！簡單」——熱水馬上就來，「太熱」，「沒辦法，你等吧」。

這半個月，也發生幾件趣事，下面就來分享。

我的三個月簽證即將到期，在台灣時，就查過，中國各地的警察局都能辦延簽。到縣城警察局去辦，承辦人說他辦不來，要我回大理去。走出辦公室，馬上打電話到大理，聽完敘述，要我請承辦員聽電話，進去把電話遞給他，「喏！他要你聽電話」，聽完電話他要我回住宿地派出所開張住宿證明，然後說，我是他見過的第一個——外國人。隔天去派出所開證明，警員說他不會開，走到派出所外，打電話給昨天的承辦人，他要我請那警員聽電話，「諾！他要你聽電話」聽完後，證明開出來了，然後，他也告訴我，我是他見過唯一的——外國人。

昨天在縣警察局辦延簽時，亞琴去逛街，報名了一個十天十堂課的陶笛教學。學了一堂課，嘴巴都破了，想退費。音樂班老闆不肯，兩人爭執不下時，站在亞琴後面的我，一團火突然上來，用很迅速的速度，將亞琴往後拉，掄起老闆的手臂，「走，到警察局去說」，老闆被我氣勢嚇到了，退了九堂課的錢。第一次發現，控制不了脾氣也能有正面功能。

有隻狗住在縣城公用茅坑裡，好可憐，我把牠帶回旅店，剪光全身的毛（全部都打結了），洗乾淨，好漂亮啊，有點像北京犬。我又養狗了。

有天老闆娘告訴我倆，明天與老闆去吃喜筵，不在。利用這大好機會去縣城買了雞肉及一些蔬菜，偷用了廚房，炒雞肉時，還加了一條廚房外結實累累的辣椒，天啊，這辣椒實在太辣了，雖然配著啤酒，也吃得很辛苦啦。

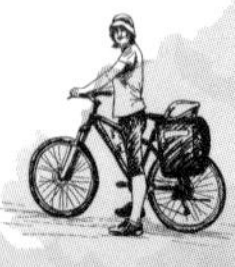

有天晚上，聊到小時候常露天睡院子，便決定去散步常走的溪邊睡。一人抱著一條棉被，偷偷溜走，被老闆娘發現了，你們要去哪裡，她在後面狂追，我們在前面邊跑邊笑著自己是「捲被潛逃」。後來，因爲老闆娘說哪裡有蛇，放棄睡溪邊，但改睡在院子裡。

快樂的時光飛快過去。亞琴要回湖南家裡一趟，然後去廈門找朋友，我則是要去廣州，從廣州騎鐵馬到廈門，約好在廈門重聚。她把狗狗帶走，預備帶回湖南給家裡養，但因爲坐火車不能帶狗，賣票小姐願意收養，就送給了她。

第十一篇 廣州到深圳

到廣州已是黃昏，朋友和我去坐船遊珠江，並在船上吃了碗蟹粥當晚餐，一面欣賞珠江美麗的夜景，一面分享中虎跳分手後的諸多趣事。隔天她就到外地出差，我弄丟了手機，不記得電話，就此丟了這個朋友。

一個人在廣州，爬了白雲山及越秀公園，還逛了N個批發商場，更特地去體驗了廣州的早茶文化——就是港式飲茶，只是用餐時間改爲上午。

第四天準備騎車前往廈門，在等紅燈時，一台鐵馬停在身邊，兩位騎士聊起來。他是二十一歲的馬來西亞籍青年，就讀深圳大學，此刻正從拉薩騎車路過此地，準備回到深圳。

「拉薩」，我驚呼，那是我夢中的終點啊！告訴他我的大概經歷，並透露要騎車去廈門的事。兩人決定廣州到深圳共騎一段。

路上他一再告訴我與女友的事，說要介她給我認識，並分享兩年前陪伴憂鬱症同學的經驗——每天日夜不離看守數天，只出去買個東西，回來時樓下圍了很

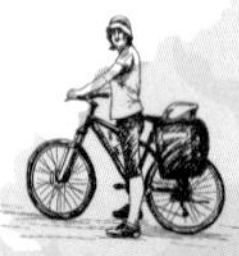

多人並有台救護車——同學跳樓了！

隔天到達虎門一家很大的工廠，他讓我待在像是招待室的地方，然後人就不見了。過了些時，有位女士進來問我「某某」的事，我反問「某某」是誰？你不知道「某某」是誰，就是你跟他一起回來的人啊！哦！他叫「某某」（原諒我，到現在都不曾記住他姓名），「妳連名字都不知道就跟人家回來」，「這很普通啊！背包客目的相同就共走一段，各有目標就分手啊！」，這時才知道他是這家大工廠的少東。

當晚他爸爸帶我倆去吃飲茶，叫滿了各式小菜點心，但我吃的很不是滋味，因爲他爸爸從頭到尾臭著一張臉——肯定認爲我與他兒子關係不簡單。

第三天到達深圳，找到了住宿旅店，讓我先休息，約好傍晚帶我逛深圳大學。二點多時，亞琴打來電話，她已到廈門，要我明天就坐巴士去，別騎車了。

我打電話告訴馬來少東，明天就去廈門，聽起來他很生氣。傍晚沒出現，打電話也都不接。緣分到此爲止。

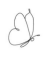

第十二篇 北京上學

往廈門的大巴上，接到四哥電話，問我人在哪裡。告訴他正在往廈門路上，原來他跟老婆孩子也正好在廈門，就這樣，在離開台灣三個多月後，巧遇了家人。

廈門四年前來過，知名景點都走過了，就騎鐵馬花了一上午繞島一圈。其餘時間就四個女人閒嗑牙。

木蘭去年與男友辦了婚宴，住進婆家，短短時間就發現婆媳合不來，果斷斬斷婚姻。小胖夢想開一間青年旅館，想要我出資三十萬元。當年台灣人在大陸人眼中，眞的都是很有錢的。我當然沒答應。亞琴接下來要去北京讀書。

「讀書」，聽到「讀書」我眼睛都亮了，問明狀況，原來是英文補習教育，是校園制度，學期制，周一到週五每天八堂課，有宿舍，有餐廳。問亞琴我能讀嗎？可以。決定去北京讀書了。

爲了體驗最道地的大陸普通人的生活，故意坐最慢的火車，花了五十三小時

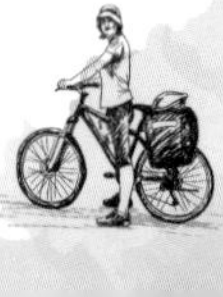

才到達，下車時，兩隻腳板腫的像麵龜。火車車箱走道一邊是三人座，一邊是兩人座，座位兩兩相對。旅客們一路吃零食嗑瓜子，垃圾都直接丟地上，越來越髒亂，卻不曾見到有人來清掃。眞是讓我開了眼界。

第十三篇 極端

學校在北京郊外，一個叫「陽坊」的小鎮，屬昌平區。報到後，分配宿舍，與亞琴不同宿。五人一間。剛進房時，有位媽媽辛勤的擦著床，將物品歸位，一面不斷的交待著坐在椅子上的女兒，要乖，要用功。

亞琴從報到後，從未來找過我。每週五的最後兩堂課是不分程度，全校一起在大禮堂上的，第一週的會話課，我找到了亞琴，就在準備在她身旁坐下時，她推開了我，嘴裡說著「妳別，妳別」。這小小的動作，令我又墜入黑暗的深淵裡。

從到達昆明，一直到遇到金英和亞琴前，我都不停的哭著，除了睡著或有其他人在場。但與金英及亞琴旅行後，我有一段時間不哭了。現在這小小的拒絕，又串連出內心深處的傷痕。

總是在半夜兩點多哭醒，然後躲到公廁繼續哭，直到能控制住哭聲，才會返回床上。一早醒來，就到校外的小河旁，大聲的唱歌加哭泣，上課時間到，才返回教室。週末時，一個人往村外山區走，哪裡有兩顆幾層樓高的石頭，總是爬到石頭上哭哭睡睡一整天。

上課的時候，我非常快樂，坐在位子上聽課，就能讓我感到無窮的滿足。我很用功，每晚總是一再複習及背誦，但隔天卻什麼都忘光了，我意識到前幾年的腦漿攪拌，已讓我記不住新東西。但上學仍然讓我感到無比的幸福。記得有天文法老師在課堂上語重心長的問大家，「我這樣說，你們懂嗎？」「妳，妳懂嗎？」指向我。「我嗎？」「是」，「哦！不用擔心我，我聽不懂」，全班都笑了。「可是我看妳很認真，」「是，我很認真，但我聽不懂。」

第十四篇 有趣的調皮時光

隨著時間推移，生活圈慢慢擴大。到果園買蘋果，到昌平逛街。騎著鐵馬到八達嶺長城，到天安門。到天安門那次，得在城區過夜，找了家小旅社，一百元一夜，決定住下來。但當我拿出護照登記，老闆看到是台灣人，告訴我，他哪裡收不了，只能去住大飯店。捨不得花大錢，就去王府井的肯德基睡了一夜，一大早還去天安門參加升旗典禮。

跟室友麗娟與鐘雁很有話聊。麗娟是從深圳過來的，已工作數年，存了一點錢，來學英文，希望能轉職白領。鐘雁就住河北，剛高中畢業，家裡出錢，讓她來此上學。她們兩位都很用功，珍惜這昂貴的學習機會。

週末我們三人會一起行動。有次在鄉間小道散步，兩旁是結實多多的紅棗，我在樹上綁上十塊錢，然後說，我們開始吃吧。「大姊，這不好吧」，「我們已付費了啊」，吃完後，我把十塊錢解下來，走吧！

再往前是條鐵道，鐵道旁圍起約兩米高的長長柵欄，想到對面村莊，不想繞

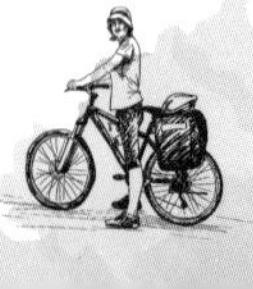

遠路，只能爬過去。「大姊，我不會，我從來沒爬過」，「連這都不會，妳們眞是白活了，我教妳們」。我爬過去又爬過來，然後將她倆挨個「凸」過去。

中國五十九周年國慶。學校放假並開放大禮堂，讓大家觀看國慶慶典轉播。花車通過司令台，輪到自己省的花車時，當省的學生都會起立歡呼。台灣省花車通過時是全校學生起立大聲鼓掌歡呼的。當時眞是震撼到——中國人對臺灣到底是何種情感啊！

國慶隔日三人進城。從陽坊到天安門，要坐兩班公車再轉三線地鐵，費時兩個多小時，車上又擠得幾乎是腳板疊腳板，很是辛苦。

當天天安門眞的是三步一崗，五步一哨的，突然，路旁的哨兵向著擠在中間難以前進的我叫著「妳，過來」「把包打開」，靠！我就這麼像壞人嗎！

爲了參加升旗典禮，我們得在城區過夜，在學校就告訴她倆，我會帶她們到肯德基睡覺。窮人想的眞的都一樣。當晚肯德基滿滿是過夜的人，今天不給躺了，只能趴著睡。

「腰疼的受不了」，麗娟首先開口。移師陣地到路旁的長椅上。我帶了一份報紙，就用報紙蓋在身上禦寒。「這小子連賓館的錢都省了」，民防員說著。我笑著說道「阿就沒錢咩」，「賓館不行，旅社也可以啊」，「就連旅社的錢都沒有啊」，「那票呢？回家的票買了嗎？」「沒有」「那怎麼辦呢？怎麼回家呢」「明天早上起來地上撿撿就有了啦」。

「大姊，好冷啊！」，十月初的北京，午夜戶外確實是冷啊！我起來巡視四周，「啊，哪裡有座ATM房，我們就到哪裡去吧。在走過去的同時，發現另一方向一對穿的比我們更單薄的情侶也朝那前進，我說「英雄所見略同，看來我們有對手了！」「不是吧，他們應該是要提款的」。兩隊人馬幾乎同時進到小房，我以極快的速度將一張立牌扯下來，往地上一撲，躺上去抱著肚子狂笑，那對情侶悻悻然的離開了。實在太好笑了，我怎麼會淪落到這步田地啊！

回程又是三線地鐵兩班公車。回昌平的公車站永遠排好長隊伍，總要等過好幾班才能上車。上了車發現全車只剩三個坐位，剛好在同一橫排，此時我直覺的伸長兩臂往前一趴，將三個位子全占了，一個小姐臭著臉將她的屁股從我手臂上提起。「大姊，妳好強哦！」她倆笑著稱讚我。「這是在中國，在台灣我肯定做不出來，太丟臉了」。

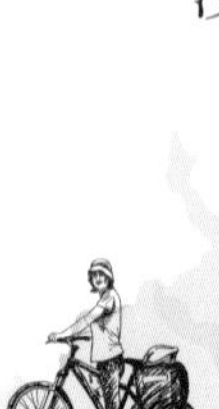

第十五篇 豁然開朗

時光匆匆，學期已過半。我與麗娟，鐘雁每天同進出——餐廳吃飯，澡堂洗澡，教學大樓上課，晚上在宿舍一起讀書及閒聊，生活過得很充實。另兩位室友呢？要見到她倆可不容易哦！每晚跑出去玩，早上上課了，還沒回來。有天半夜，她們打房間電話，要我幫忙開宿舍大門——舍監不理她們。進到房間，其中一位竟馬上給男人打電話，全不顧別人要睡覺。我對她說「別以爲只有你有本事不讓人睡覺，我可以不去上課，白天就留在房裡吵鬧，不讓妳睡」，隔天放學回寢室，她倆已換寢了，聽說她們給舍監的理由是，那個台灣大媽很難搞。嘿！台灣大媽完勝！

她倆搬走沒幾天，亞琴搬進來了，我不知道她爲何要過來，我告訴她，初開學時她給我的傷害，她完全沒意識到我是如此脆弱，向我道了歉，兩人言歸於好。

中秋節當晚，我們四個人一起到校外河邊賞月，（就是每天早上我又歌又哭的地方），我分享了雲南騎車的經歷，這時麗娟問我「大姐，你說你當時買了條狗，那狗呢？」，我大手一揮，很直率的說「死了啊」——此時一道光閃過眼前，我突然明白上帝要告訴我何事了。

（買了隻患癲癇的狗，我就一再問上帝，爲什麼？狗死後，更是不斷自責與內疚，剛剛怎麼能那麼輕易說出「牠死了」呢），原來，上帝是要告訴我，一切都過去了。

很奇妙的，當我領悟到「一切都過去」後，我不恨父親了，連帶的，也不恨先生了，胸口的熊熊烈焰也熄滅了。

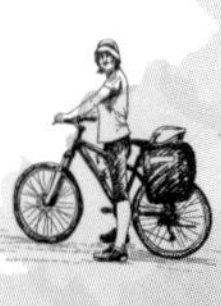

第十六篇　回台

中秋節領悟後，我仍然會在半夜做夢醒來，但不哭了，早上仍然會去河邊唱歌但也不哭了。過後沒幾天，接到大嫂電話告知，兒子之前氣喘住院。現在我的狀況穩定多了，決定回家。

找學校主管說明，當初因憂鬱症纏身，將孩子託給教會朋友，現在朋友已無力照顧，我必須回台灣，希望能將未到期學費退給我。學期剩不到三分之一，照規定應該是可以不退的，我想因爲我是台灣人吧！有退費給我。

就在離開學校前一天——下雪了，今年的雪提早了兩星期，人生第一場雪。感謝上帝，讓我離開北京前能見到美麗的雪景。雪下的很大，屋頂，操場，樹梢，花圃，到處掛滿了積雪。我們四人到戶外拍了照片留念。我個人還在操場雪地上，拍了裸照。

隔天，她們三人上課去了，我一個人騎著鐵馬默默的離開。

第十七篇 平靜的日子

在大陸流浪半年回來後，我主動找了先生，告訴他，因著大陸的經歷原諒了父親，連帶也原諒了你，以後你可以來看我與兒子。接下來，找了女兒，告訴她因著北京那兩個從未踏進教室上課女孩的啟發，我懂了「除非自己願意，否則給再好的機會也枉然」。半年前我反對她念歷史系而選擇經濟系。現在卻讀不來而瀕臨崩潰，因著我同意她重考歷史系而慢慢恢復正常。

接回兒子後，就當個陪伴者，不再逼他讀書。早上他上學後，我就去爬山，下午到卡拉ok唱歌，傍晚兩人回家各待在自己房裡，互不干擾。儘管我仍不快樂，仍每晚做夢被追殺，但已不再流淚，不再抓狂。

兒子國三下學期時，主動找我談條件，他要努力考取台中一中，條件是我不能跟他去台中生活，他要住校。我同意了。

九月，兒子去了台中讀書，我失去了媽媽最後的功能，有點悵然若失。

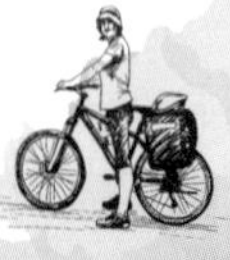

很快的，我找到目標——徒步環島。九月十五日，背起行囊，開啟徒步環島之旅。

第十八篇 徒步環島

幾年前的腳踏車環島是順時針內圈，這次徒步打算逆時針且全程海線，總長超過一千兩百公里。並要一路隨機露營。爲此還特地買了個號稱全球最輕單人帳——七百公克。

第一天從斗六坐公車到麥寮橋頭起步，沿著台十七前進，酷熱中前行數小時，發現台十七兩旁幾無住家，更遑論飯館。黃昏時坐在路旁喘息，一台摩托車開過又回頭，停在身旁，年輕人掏出一百元遞給我說「拿去吃飯」！急忙解釋，我是在徒步環島，不缺錢吃飯，但倒是眞不知去哪裡吃飯。他載我去台西街上解決了晚餐。

在南鯤鯓過去沒多遠，看到派出所。進去問能否借庭院搭帳過夜，員警說庭院有紅螞蟻，讓我再往前有座廟，有禪房可借宿。到了哪裡，廟門已關便繼續走。後來在一座魚池岸邊安頓。約十二點，魚池主人來巡視，「喂！那會箸家睏」（喂，哪會睡在這），我告知在環島，借宿一宿，明早便離開。微光中醒

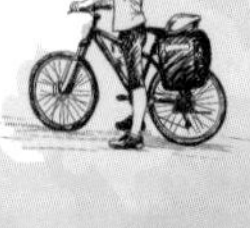

來，見一警車開過來，一摩托緊隨其後。是昨夜的那位員警。「我甭是叫你去廟裡睏，你那會睏箸家」（我不是叫你去廟裡睡，怎會睡在這），「伊去報案哦」（他去報案嗎？）！「甲你叫攏賣印，甭對去報警」（叫你都不回，當然要報警）「我甭是甲你講，哉啊起來我就走啊」（我不是告訴你，早上起來就走了），「阿無你馬裊一也裊一也」（不然你也蠕動蠕動）「阿多睏去啊，是賣安怎裊一也裊一也」（就睡著了，是要怎樣蠕動蠕動啊）。

進入台南市，肩痛已不堪背負背包，買了一手拉車。行經一工廠，「你蛋一也」「馬聽什」「加嘿乎你，來底也哥有」，「有什」，「你甭是得卻二紙欸呃」！（「等一下」「做什麼」「這些給妳，裡面還有」「有什麼？」「你不是在撿回收的嗎？」

到了高雄。腳底足弓往前到指頭間，水泡碩大，返回斗六休息數天後接續行程。

到了墾丁，去清涼露營場過夜。這是環島全程唯一花錢住宿的一天——一百元。老闆娘告訴我，從清涼到旭海溫泉只有二十幾公里。「今天一定要泡到溫泉；今天一定要泡到溫泉。」一路用這句話鼓舞自己。太陽下山又下小雨，小路兩旁是山，海及林投林。爲了趕路，也不停下找頭燈及雨衣，就在黑暗中淋雨前行。晚間八點終於到旭海溫泉。闆娘啊！是四十八公里，走了十二小時啦！

隔天只走了七公里，到壽卡就走不動了。搭帳在路邊，馬路在施工，一工人告訴我，明天從這裡走到商店還很遠，他會幫我帶早餐過來。眞的，一早吃完燒燒的早餐再出發。

有一晚，已搭好帳，一對散步的夫妻告訴我，前面不遠就是派出所，有營地借用。眞的到哪裡借場地。不但能洗熱水澡，還有脫水機。

在花蓮借住派出所共有兩次，第二次記得是位於鬧區，出發先到所對面的餐館吃飯。這時有位中年男子跟我打招呼，我禮貌性的回應。用完餐走了幾公里到郊區時，那男人在馬路對面招手叫我過去，他後面是一條產業小徑，兩旁是高高的蘆葦。我憤怒的瞪著他繼續前進。

清水斷崖——那時蘇花因爲大陸遊覽車被衝下海事件而有了二十四小時機車巡邏路況制度。在搭帳篷時巡邏員告訴我，明晚中秋，部落有烤肉晚會，他受邀參加，可以帶我一起去。我想像部落所有人圍著篝火載歌載舞。答應一起前往。沒想到就是一家人的烤肉聚會，我眞想不通我倆在那湊什麼熱鬧。催他帶我回清

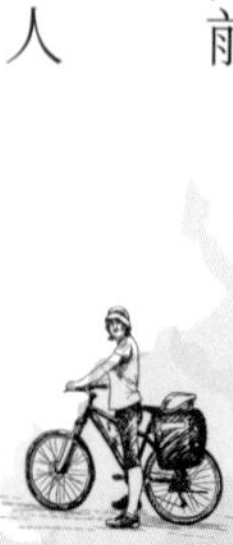

水斷崖，他說要帶我上Motel，我不同意。在路上，他說，如果他用強硬手段，我也沒法反抗。剛回到帳篷處，四哥打電話來，我告知他。他馬上聯絡花蓮同濟會會長，會長向崇德派出所報案。警車來了，載我到派出所外搭帳過夜。第二天一早，心情很不好，思前想後，再走下去，有好幾天是那噁心人負責的路段，還得不斷碰到他。便放棄了。從崇德搭火車回台中。中斷了環島。

四年後，家裡多了鬆鬆與鶴鶴，帶了鬆鬆與鶴鶴去把剩餘的路程走完。

後記：看官們一定很好奇，我如何洗澡。就是帶了臉盆，到加油站借用廁所擦澡啦。

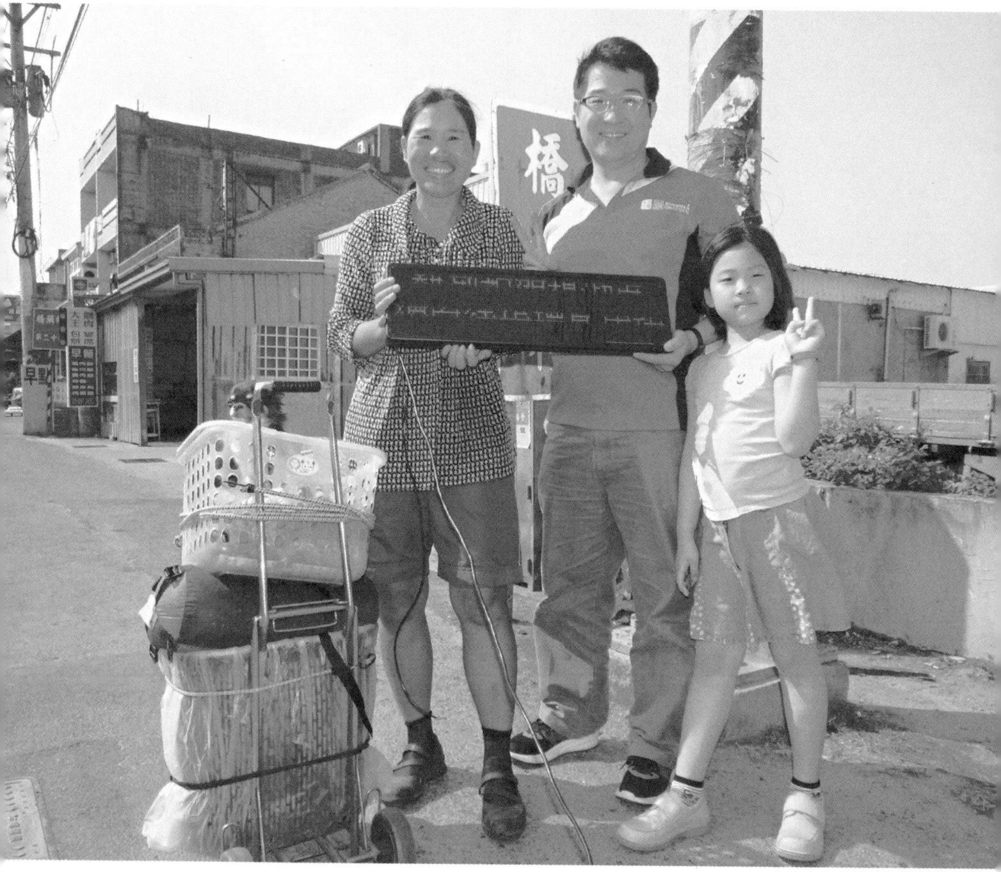

2017年個人徒步環島成功

第十九篇 總算正常

環島回來後，感覺體力及精神狀況良好，心裡想著，自己是否已能過規律生活及重新連結社會。爲了驗證，到霸味薑母鴨當洗碗工。做了半年，每天工作八小時，加來回交通及洗澡洗衣，剩下十四小時都在睡覺。半年下來，表現良好，老闆及同事對我讚賞有加，沒人知道我有病。半年後，餐廳放暑假。我已有自信能勝任自家餐廳工作及和先生相處，便主動返家幫忙。

從離家到回家，整整七年，我從分秒想跳樓，時時在哭泣，不定時發飆，到能控制情緒，正常生活。這期間有不少人幫過我——斗六台大精神科門診陳醫師及林心理醫師。斗六靈糧堂教會及姐妹，尤其是惟澤對兒子的陪伴及輔導，在這裡表達深深的感謝。

接下來我要抱怨一下先生及四哥。在吃藥已幾年後，四哥還對我說，「我看你根本沒憂鬱症，你只是在逃避責任。」我很生氣的回他，「你可曾爲我去買本憂鬱症的書來看，當醫師告訴我，我是憂鬱症時，離開醫院我直接上書店買了本憂鬱症的書，才看完第一篇，我就發現，我不但是，而且早就是。」

在這七年中，先生不曾關心過我。幾乎不曾來看我及孩子。前面分享的這麼多經歷，先生跟各位看官一樣——首次聽聞。但現在回想，會覺得要感恩他的不聞不問。因著全然的孤立無援，才讓我有力氣接送孩子上下學，才讓我自覺自己對孩子太重要，一定要爲他努力。許多重度憂鬱症的人是連起床的力氣都沒有的。心理師曾一再要我想想，我的治療爲何有效，她說，這個病是令醫師很棘手的病，不是每個人治療都能有效的。我總是說，是對孩子的愛，讓我有力氣對抗它。後來我知道，她想聽到的是——我愛自己。唯有愛自己，才有能力給你愛的人正面能量，那樣的愛才是有效的愛。

感些各位讀者們捧場，不嫌棄文拙，陪我回顧這段抗病歲月。憂鬱症回顧就到此終結。接下來我會分享從幼年到成年，因著不當被對待，而種下憂鬱種子的過程，敬請期待。

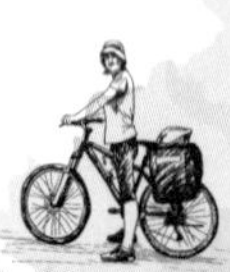

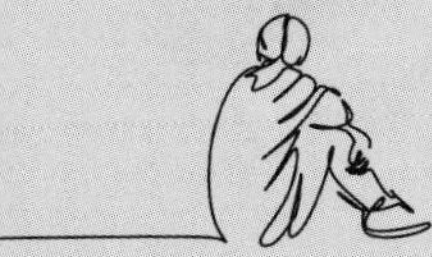

Chapter 2

第二部

憂鬱種子的萌發與茁壯

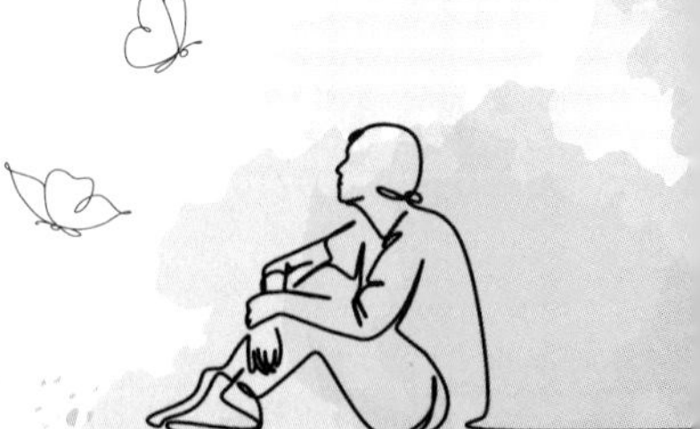

二哥將兩個大便當用四角斤捲好綁在貞仔身上，交代她往村外廟旁那條路一直走，就會看到鴨群。

送便當給趕鴨的爸媽一直是貞仔的工作，因爲其他哥哥都上學了。一直都很順利的工作，不知今天爲什麼不一樣——沒見到鴨群。一直走，一直走，走了好久。後來想到去問舅舅。貞仔走到遠在四公里外媽媽的娘家，問了舅舅「阿舅，你甘知影阮阿爸鴨肝去隊」（舅舅，你知道我爸爸鴨子趕到哪裡嗎？），「我那知恁老爸鴨肝去隊」（我哪知道你爸爸鴨子趕到那去）。貞仔失望的回頭走。心裡越來越擔憂。抬頭看到天空中的太陽，已經很晚了。「么死已啊，么死已啊」（餓死了，餓死了），突然想到大人們總這麼說，餓就會死，到現在爸媽還沒飯吃，肯定會死了。想到這裡，貞仔哭了出來。就在這時，媽媽從橋下爬上橋面，母女對上眼，「妖壽呃！想工哪會到吻罵也袂肝來，么加賣死，度賣轉去看賣」（想說怎麼到現在還沒送飯來，餓死了，正想回去看），「阿無你是ㄟ哭什啦」

（你是在哭什麼），此時，媽媽才發現貞仔在哭。「我摧無恁啦，我驚恁么死啦！」（我找不到你們，我怕你們餓死啦！）

此時的貞仔才四歲。

（那天爸媽把鴨群趕到溪裡，小溪兩旁盡是高聳竹林覆蓋溪面，致使我找不到爸媽）

「踹我去啦，踹我去啦」（帶我去啦，帶我去啦），貞仔不斷哀求著。爸媽堅決的上了三輪車——離開了。碰——蹦——碰，三輪車越開越遠，貞仔一路追著，一路哭求著，直到看不到車。她轉回頭，哭著走回家。下午三點多的村莊，寂靜的可怕，沒有半個人，連條狗都見不到。貞仔趴在戶埕上（門檻），哭著睡著了。

「貞仔，來吃飯」。二哥端了碗飯，在五燭光的昏黃光線中叫著。貞仔緩慢的移到床沿，二哥一口一口餵著她。貞仔連續咳嗽，吐了。眼淚鼻涕一起流淌。貞仔病了。此時的她才五歲。

（爸媽要到竹山做生意，把我留在斗六。雖然家裡還有三個哥哥，但在他們離開那當下，除了我並沒有其他人在，我獨自面對分離與被遺棄的哀傷。這大概是爲何在北京被亞琴那小小的推開拒絕，會令我又陷入那麼深的幽谷的原因）。

心理師告訴我，小時的孤獨恐懼容易造成後來罹患憂鬱症，而年紀越小受的傷害會越嚴重越難治療。我想這兩次事件已將憂鬱種子埋下了。

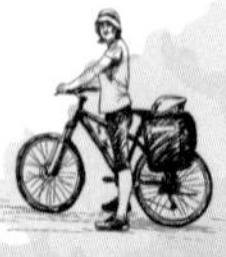

第二篇 竹山幸福的日子

爸媽在竹山安頓好後，將三哥，四哥及我帶去團圓。

媽媽在竹山街上擺攤賣雞肉，爸爸負責批雞，鴨並宰殺。我那時還未上學，會跟著媽媽去。如果生意好，媽媽就叫我回去讓爸爸再殺兩隻，讓我提去市場。住家距離市場有一公里，五歲的我提著兩隻雞走一公里，實在吃力。看到其他孩子騎著三輪車，就想，如果我有三輪車，就可以將雞放後坐載過去，省力多了。因此我跟媽媽要求，等我要嫁時，一定要買三輪車給我當嫁妝，媽媽大笑著答應。還有一回，我想要一把小陽傘，媽媽讓我用竹片翻雞腸，再用明礬洗淨，她替我賣，等集夠了錢，就買傘給我。剩一天就能集夠錢，我等不及了，吵著當天就要。媽媽說，如果今天買給你明天你就不工作了，我一再保證，明天還會做。當天拿到小陽傘，隔天眞的食言了。

媽媽是在街道違法擺攤，常會被警察操，推著攤車跑給警察追，跑太慢，秤就會被沒收，要找人拿錢去贖回。有時我睡在攤車下層，警察來了，媽媽沒時間叫起我，就連我推著跑。晚上媽媽要去收帳，會讓我跟著，等要回家時，我時常已睏了，媽媽就背著我回家。

在竹山的這兩年，應該是我過得最符合年紀的生活了。

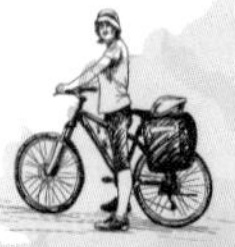

第三篇 快樂的童年

在小一第一次月考後，我們搬回斗六做竹籤（就是串甜不辣那個，當年都外銷日本）。在竹籤的淡季，還穿插著醃筍曬筍乾，曬樹薯，曬花生。不管作著什麼生意，小孩都得幫忙。放學回到家，將菜櫥剩菜剩飯掃光，就到工作現場去忙。從來沒有時間寫功課，因此小學六年不曾寫過功課。三年級的班導很恰，升旗完進教室就是檢查家課，沒寫的，打手心，打完將椅子搬到最後面跪在椅子前聽課，下課時間補寫，什麼時候寫完，什麼時候回座位。我總能趕在第四堂課前寫完，因爲要回家吃午飯配布袋戲。直到學校安排家庭訪問，輪到我家時，媽媽告訴老師，我們家很窮，我們家的孩子沒做沒得吃，你別把孩子打的那麼重。從此手心照打但不疼了。四到六年級換了個脾氣好好的男班導，從不檢查功課，也從不打罵學生，快樂的過了三年。

我是個好動，不愛說話的野孩子，每節下課一定是第一個衝出教室玩，從低年級的一王，二王，然後沙包，毽子，跳繩，搧紙牌，跳格子，跳橡皮筋。每個時段總有熱門的遊戲。所以我超愛上學的，因爲上學有下課時間可以玩。我也超野的，全校只有我會跟男生打架。有次還從學校拿著棍子追個男生到他家，在門口嗆聲，你給我出來，最後他爸爸出來了，說要帶我去里長哪裡理論。爲了吃龍眼與芒果，也學會爬樹，可以爬兩三層樓高。抽甘蔗——追著甘蔗車一路抽。有次甚至趁著月色，跑到台糖農場扛整捆回家。

我的童年沒有卡通，什麼小甜甜，無敵鐵金鋼，小飛俠……，都只是行過鄰居家順道看個畫面。楊麗花歌仔戲倒是有看到，因爲那是吃飯時間，端著飯到鄰居家蹭電視。

除了爸爸事業的工作，我還得做家事。一年級起要煮白飯，三年級加上「湯菜」，就是將剩菜加熱。四年級煮菜煮飯全來。早上還得去溪邊洗衣服，端著臉盆去，推著臉盆回家。（太重了）。

儘管爸媽總說家裡窮，沒做沒得吃，但是我卻不缺零用錢，跟爸爸要五毛，總是給二元。一元能買十顆糖果（到後來只能買四顆），五毛買段甘蔗，留五毛到學校吃冰棒·但很奇怪，如果是學校要繳費——從開學的學費，紅十字會的救濟金，到一本本子，一根鉛筆，他都三字經問候，然後說「沒錢。」我得每天求，

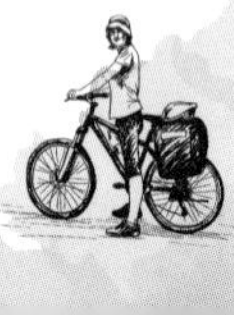

求上一星期甚至十天，他才肯拿出來。每次總是最後一個繳的。

童年雖然就過著中年人的忙碌生活，但大概因爲本性單純勤勞，並不覺得苦。就算學校要用錢，被父親一再拒絕加三字經，也並未留下傷痕。童年的我是快樂的，快樂到走路是用跳的，還邊唱歌。

但漫長的六年裡，曾有兩次事件，在心上刻下深深的傷痕，這可能是造成憂鬱種子抽芽的原因。

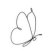

第四篇 憂鬱種子抽芽

媽媽離家出走了。家裡僅剩白米及鹽巴，連醬油都沒有。貞仔與四哥煮了白飯配鹽吃。爸爸去哪兒呢？不知道，一直看不到他。晚上四哥去跟堂弟睡，貞仔則是去跟二嬸婆睡。

一天清晨，庭院好吵啊！貞仔被吵醒，走到二嬸婆家客廳。院子失火了，三合院內所有的大人都拚了命的提水救火，貞仔冷眼看著這一切直到火勢被控制住，她返回臥房，面向牆壁躺著。

「么壽哦，貞仔你鴨ㄟ睡，恁刀的弟燒去啊，大加板恁拍火拍加安呢，蔗差，你么有哉掉睏」（夭壽哦，貞仔你還在睡，你家的筷子燒了，大家幫忙滅火，吵成這樣，你還能睡）……貞仔默默的掉下眼淚。

午睡中，一隻大手撫過臉頰，貞仔睜開眼，離開幾世紀媽媽的臉出現在正上方。「貞仔，妳賣隊我阿是隊恁老爸？」（貞仔，你要跟我還是跟妳爸爸）眼淚流下雙頰。此時的貞仔是小二年紀。

這次過後，媽媽再不會離家出走。不管爸爸怎麼糟蹋她，趕她，她都不再離開。幾年後，我曾問媽媽，那次到底離家多久，她告訴我是半個月。

老師在講台上講課。貞仔突然衝出教室，瘋狂往籃球場跑。扒呀，扒呀，快速的來回扒著，雖然這麼努力，這麼快速，仍然來不及。大雨下來了，本來明天就可乾透的花生被雨淋了。內心非常不捨的往教室走去，噹——噹——學生衝出教室，看到像泥人的貞仔，大聲嘲笑著。眼淚流下來，搭配著汗水和雨水。貞仔嘗到了汗水加淚水加雨水和在一起的滋味。此時的貞仔是小五。

爸爸買很多生鮮花生，到處借院子曝曬，連學校籃球場都借了。這場花生全由我負責。早上到校後把帆布掀開，扒成一壠一壠，每節下課要去翻扒，才能平均曝曬。放學回家前要全部收攏成堆，蓋上帆布，才不會被露水弄濕。一場最少要曬上五到七天。那天的西北雨來得太急，以至於前功盡棄。

這兩次事件，又是我孤獨的面對傷痛，表面上看似無風無雨，但內心深處早已累累傷痕。憂鬱的種子抽芽了。

（花生事件後我問媽媽，人爲什麼要活在世上，她告訴我，人是因爲在天上犯了錯才被處罰到世上來受苦，等苦受夠了，就會走了。我告訴自己，我不相信，我不能決定我的生，我一定要決定我的死。這輩子我一定要死於自殺，決不等上天來收我。等母親離去後就是我自殺的時候。）

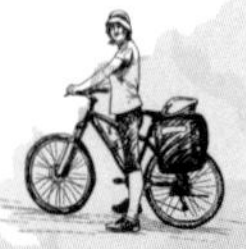

第五篇

坎坷求學路

小學畢業了。儘管以第二名的成績畢業，儘管班導數次到家裡同爸爸溝通升學在未來社會的重要性，爸爸仍不願意讓我升學。他總說，家裡窮，沒錢讀書。王永慶沒讀書都是大學生在幫他提皮包。就這樣，我正式成了家裡工廠的童工了。爸媽很高興我的離學，還幫我訂做了兩套漂亮洋裝。

每天六點起床工作到晚上九點、十點，成為我規律的生活。

兩三個月後，我生病了，躺在床上休息。里長伯突然來家裡說要帶我去上學。原來，二嬸婆告訴爸爸，你女兒之所以會生病是因為想讀書不敢講，她來偷窺我，見我一再囈語——我要讀書——我要讀書。爸爸聽了一時心軟說，「賣讀氣讀啊」。（要讀去讀啊）。

辦手續時，里長伯向承辦人員說，這女孩很會讀書，將她編入好班。承辦人員回他，再會讀也跟不上人家了。

的確，再會讀也跟不上了。因著在二等班的成績優秀，第二學期調到了好班。但到了好班，英數跟不上。沒聽過ｋｋ音標，完全不知道這個字爲什麼發這個音，那個字又爲什麼發那個音，單字，片語根本背不起來，連帶的文法也聽不懂。數學也是，在二等班時，老師教的很少很簡易。許多該有的概念我都不具備，也就跟不上。回家又得工作，沒時間預習，複習。成績總是普普。

雖然爸爸讓我去讀書了，但每次學校要繳費他總是不給我，還會大聲吼著說沒錢給我讀了，不給我讀了。記得有次的學費是媽媽倒出奶粉罐裡的零錢，一塊一塊數給我的。

還有次我工作告一段落，已經九點了，爸爸要我再去做另一件工作，我告訴他，明天要月考，都還沒讀書。他破口大罵，然後又是不給我讀了那一串……，我對著他大聲哭叫著「我甭讀啊啦，讀一鞋冊，甘呢欠你外多」（我不讀了啦！讀個書像欠你多少）。這是我第一次反抗他。第二天，我眞不去上學。媽媽拿著棍子打我，「叫妳去妳就去」「叫妳去妳就去」。

國二下學期，媽媽椎間盤凸出壓迫到神經，躺在床上動一下都會痛到滲尿。這時的家裡只有我一個孩子，爸爸又成天不見人。媽媽擔憂的說著工廠沒人看，

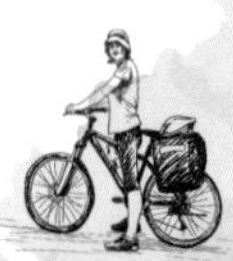

工作沒人做。我告訴媽媽，我先休學來做你的工作，等你好了，我再去讀補校，媽媽同意了。

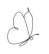

第六篇 憂鬱小苗成長了

沒上學後，我承接了媽媽原本的工作及我原本的工作。早上洗衣，煮飯，再燒二大鍋開水給員工喝。接下來得用單輪手推車將昨天產出的筷子一袋一袋分門別類的推到各院子去。每袋的重量有的超過百公斤，爲了節省時間，常一次推上兩袋。全部推完後，就到各院子將這些成堆的筷子用大叉子一鏟一鏟的攤平均晾曬。下午則用大帆布攤開，將已完全乾燥的筷子，鏟上帆布上成堆，然後兩端綁上打結，用長竹竿穿過，拜託一位員工幫忙與我一人一頭扛進室內做後續的整理。每天從早上六點做到晚上十點，日復一日，反覆不停。一個十五歲的少女，穿著短袖短褲，打著赤腳，連斗笠都沒戴，成天在大太陽下曝曬，醜是當然的。嬸嬸曾對我說，我像個黑人，比四十歲的女人還「臭老」。二哥當兵回來，他留在家裡。在他的堅持下，媽媽去做手術。手術完休息一個多月而已，就在爸爸不斷的三字經問候下，重回工作。後來媽媽的餘生身體都是歪一邊的。

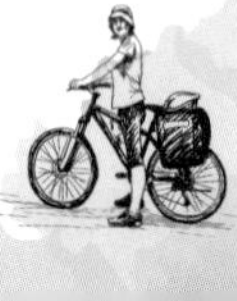

二哥是個責任心很重的人，大概求好心切，也因爲我偷懶吧，罵我並且說「甭做死出去啦」（不做死出去啦）！從小爸爸動不動就叫我「死出去」，連你都叫我「死出去」，我就眞的「死出去」。總共有三次因爲二哥離家出走。前兩次很快被抓回來。因爲家裡知道我沒有朋友也沒錢，只能去找對門鄰居在台中工作的女孩。

第三次我學聰明了，將身上僅有的三百元買了一套衣服，就到隔壁村供膳宿的成衣廠工作。過了半個月，很擔心媽媽，在工廠門口攔住下班經過的鄰居女孩，想知道媽媽的狀況。她一看到我就說，媽媽每晚去她家哭著問我在哪裡，媽媽不相信她不知道。

過了幾天，堂姐進到工廠，讓我回家看看媽媽。我不願意，我知道回去後就別想再出來了。堂姐向我保證，她帶我回去就會負責把我帶出來。一進家門，我往二樓走就聽到堂姐對媽媽說：「囝仔娶轉來啊，要顧乎好，不通擱乎走去，擱走去是乀找無哦」（小孩帶回來了，要看緊哦！別再給跑了，跑了可是找不回來了）。我立刻下樓，從後門沿著田埂走到幾公里外的嘉南大圳。坐在圳岸，看著流水，（頭一低就解脫了——媽媽呢？）哭了一下午，太陽下山後才走回工廠。

回到工廠，老闆說爸媽去鬧過了，他那裡不讓我待了。

那下午，被孤立與被欺騙的感覺，再次深深的傷害我脆弱的靈魂。

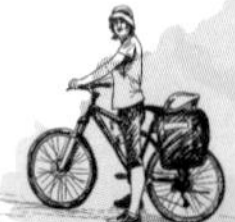

第七篇 憂鬱小樹長大了

離家三度被抓回後，日子依然循環著，依然每天跟著那千千萬萬的筷子拼搏著。

生活中沒有電視（此時家搬到工廠邊，連吃飯蹭電視的消遣都沒了），沒有娛樂沒有假日，沒有朋友，連個說話的對象都沒有。也沒有錢。在家裡工作從未拿過薪水，唯一有的是小農來賣水果時，家裡一定會買很多，讓我隨時有得吃。永遠不會斷貨。

斷學三年後，媽媽早已恢復跟我一樣的生活——做——做——做。跟媽媽約定過，她的病好後，我要去讀補校。一天傍晚，我跟爸爸說，我想去讀補校。但我仍會留在家裡做事，只是放學時已太晚，我不敢騎腳踏車回來。可以在街上租個房間睡覺，天一亮我就回來工作。爸爸無情簡短的回答：「我無錢好乎你讀冊啦，馬讀冊加我死出去啦」（我沒錢給你讀書，想讀書就給我死出去），說完他就載著媽媽離家。

我進到屋內，上到二樓房間，拿出四角巾包上那僅有的幾件衣服及二百塊錢，下樓走到門口時，爸媽返回了。媽媽一手搶過我手上的包袱，嘴裡嚷著：「我就哉哦！妳一下早囡阿蔗曲強，恁老爸安呢講，妳一定眞正會出里吔，擱眞正乎我優對，鴨甭加在阮有翻頭」（我就知道你這個女孩，個性這麼倔強，你爸爸這樣說，你一定眞的會離家，還眞的被我猜到，還好我們返回了）。

被搶走包袱的我，回到二樓房間，將自己鎖在房裡整整三天三夜——三天三夜哦！沒下樓吃一口飯，喝一口水，也沒能軟化父親的心。我只能在房裡不斷的哭，不斷的說服自己——認命吧！家裡就這麼窮！認命吧！

第四天，打開房門，繼續我的筷子人生。

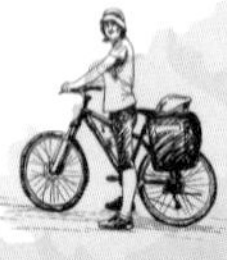

第八篇 憂鬱症發病

結束三天罷工抗議後，又過起規律，不變的筷子人生。很快的一年過去了。這期間，二哥買了台蘭蒂五十給我。新學期要開始了，我想有機車可以上夜校了。想讀書的心又開始悸動。跟鄰居女孩說我真的很想讀書，但沒有錢。她問我註冊需要多少，七百元吧！不是很確定。她說：我借妳一千元，妳去讀吧！感謝秀虹，我上學了。

班上有四十五位同學，但每天來上課的學生幾乎從不超過十五人，基本上，你只要來註冊，月考有出席，就能拿到畢業證書。考試時，同學互相支援，老師也不干涉，我總是一個人寫好幾份考卷。上學讓我有機會接觸人，聽老師講課，跟同學聊天，令我很快樂。

畢業前幾個月，不知爲什麼，工作量日漸減少，到最後工廠甚至完全停工。沒人告訴我原因。一天傍晚吃過晚餐，無所事事，我蕩到舊居。在院子外馬路看到一群人聚集在舊家廚房。我向前走過去，原來這群人圍著爸爸。我站在最外圍，此時堂叔說話了，我才聽完第一句就明白了，這是場債務協商會，這群幾乎占半個村的男人全是債權人，債務人是我爸爸。

瞬間，一團烏雲從頭上罩下來直達心窩，一顆黑色鉛球從此壓住胸口，兩腳被帶鐵球的鏈條鏈著，走起路來沉重無比。從此刻起，我不會笑了。並且無法在村裡見人。

後來，對憂鬱症的瞭解，才知道那是我憂鬱症正式發病了。

後記：心理治療時，我跟醫師說，到現在我才知道壓力不是抽象名詞，是具體名詞，它有密度，形狀，大小，重量，顏色。經過治療，那顆鉛球越來越大，越來越淡，越來越輕，直到有天，它從我口中飄出去，在那之前，它住在我胸口已長達三十年。

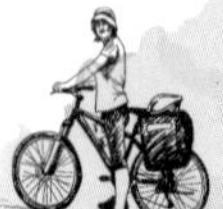

第九篇 再次停學

因著工廠停工，我有機會在學校附近成衣廠上班幾個月，存了幾千元。畢業後有位同學想讀北一女補校，我倆一起上台北考試，放榜後兩人都上台北商專。

此時，我暫時借居在二嫂大姐位於東湖的家。爸媽特地上台北阻止我上學。爸爸說，家裡僅餘的那棟房子每月要繳八千多元的貸款，要我去工廠賺錢幫忙還貸款。我對他說：「阿巴，我加你甘做沒狗多」（爸爸，我幫你做的不夠多嗎？）。然後，我就哭著跑出去了。一直哭一直走，不知過了多久，看到路旁都是電子工廠在徵作業員，便進去應徵，廠方要我明天去上班。然後從那坐公車到台北車站，再回到東湖。回去時爸媽已離開了。隔天要上班根本不知道昨天是在哪裡應徵的工作。

（後來對台北熟了，我知道哪裡是南京東路五段，麥帥下來那一帶）。

跟同學與她妹妹三人在華陰街共租一房間，月租每人一千一百元。工作是在中山北路二段的一間診所做清潔員，月薪五千元。才一個月，同學就不讀了，並且跟她妹妹兩人都不租了。我一個人要負擔三千元，怎麼辦？

中秋到了，好想媽媽，雖然車資來回兩百九十元是我半個月的伙食費，仍決定回家。搭最慢的火車花了八小時才到家，一進門媽媽看到我的第一句話是「貞仔，你有錢嗎，我三天沒吃飯了」，我哭著說，好啦，我不要讀書了，晚上去找看看有什麼工作賺錢給妳啦！

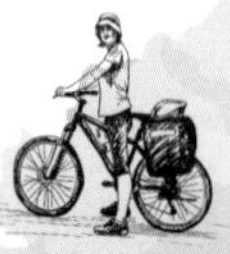

第十篇 徹底認清，沒讀書命

台北商專沒讀後，二哥與三哥和朋友合夥開金紙工廠我去幫忙，幾個月後工廠結束。我重回台北，在餐廳當服務員，供膳宿。因爲去年的經驗，讓我知道供膳宿有多重要。

餐廳晚上生意很好，中午沒多少客人。我找老闆娘問能否讓我上晚班，因爲我想再讀書。老闆娘說我很乖又勤勞，破例答應。爲了配合餐廳的地點與時間，選讀育達日間部，此時的我已二十一歲，小學同學都要大學畢業了。

晚上在餐廳很忙，我精神很好，動作很快。可是，在學校總是很累，總是在睡覺。只有會計課教新單元時，硬撐起精神聽課，儘管如此，大概對手太弱，課程教的太簡單，成績還總是名列前茅。因爲功課好，沒有老師管我睡覺，就這樣在育達浪費兩年時光。

二升三的暑假，想著明年就要畢業，很想再升學，學校有升二專班，是從一年級就成立的。我去找教務主任，問能否讓我上升學班，他說不可能。可是我成績很好，他看過成績單後答應了。

進升學班後，才知道原來每天都要比一般班多上兩堂課，我沒辦法上，又因爲數學成績一直提不起來。在離畢業約一個月前，數學老師把我叫起來，對我說：「你沒錢讀書，爲何要到這個班級來。」我怒瞪著他，拿起書包將抽屜內所有東西塞進書包，然後從我位於最後排的座位瞪著走向他，一直到前門門口，才將視線移到班長的位子，對班長說：「班長，請你跟導師說，我再也不會踏進這教室一步。」

下樓，走出校門口，嘩——突然大聲哭出來，邊走邊哭到國父紀念館水池旁，哭哭睡睡直到四點半，擦乾眼淚，回去上班。

下班後，跟會計借了辦公室電話打給班導，班導跟著我一直哭，我說沒錢讀書沒關係，我賺錢給他看。班導勸我一定要回校上課，曠課三天就會被退學，拿不到畢業證書。我說不在乎學歷只是愛讀書。她告訴我已辛苦了那麼久，沒拿到學歷將來一定會後悔。

第三天，我重回教室，再度開始瞌睡生活。一個月後，拿了證書立刻離開，從此未跟任何人聯絡。

一路成長的酸甜苦辣就分享到此。

後記：在學校會一直在睡覺，其實就是個人憂鬱症的典型症狀。我就像早期老式腳踏車車燈，你踩越快燈就越亮，不睬燈就熄了。我越動精神越好，如果運動量不夠，就會很累。坐著不動，很快就會打瞌睡。所以在生意好的餐廳我總能表現良好，如果生意不好的店，我就會被說精神不濟，工作態度不佳。

在畢業後兩年多，我就賺了兩百多萬。當時應該帶著這些錢去澳洲讀書的。但因數學老師的打擊，讓我不敢對讀書還有嚮往。後來曾為此感到遺憾。這也許是為何在北京上學，聽不懂仍那麼快樂的原因。

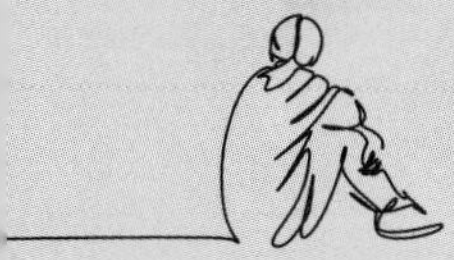

Chapter 3

第三部

荒謬的婚姻

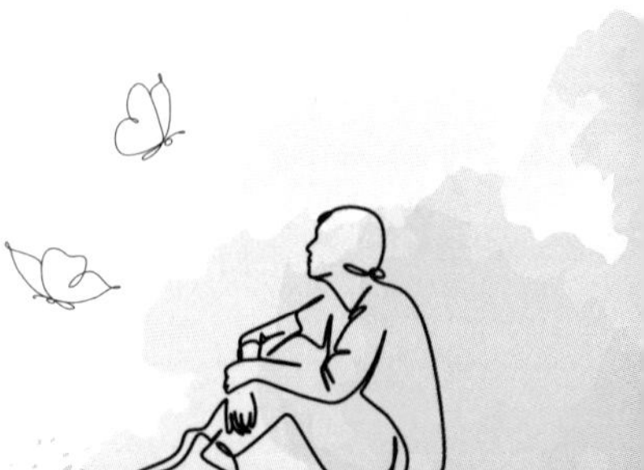

第一篇 憤世嫉俗

育達畢業後，餐廳放假回斗六幾天，無意中聽到嬸嬸們談論著父親，說父親長期嗜賭，曾一夜賭輸四十萬。當下我才明白，家裡會破產是因父親賭博。胸口火山爆發，熊熊烈焰不能止息。從這刻起，我痛恨父親，更恨透自己。

自小，父親只要回到三合院，就會逗弄兩個四，五歲的堂弟，他倆每次必哭，接著就是父親掏出錢止哭。又或者讓他倆去幫忙買菸，從長壽八元給十元，十二元給二十元，到十六元給三十元。找的零錢都直接給了堂弟。更經常從外地載滿機車的西瓜或龍眼回來，隨後就大聲吆喝：甲林景阿哦（吃龍眼哦）；甲西歸哦。（吃西瓜哦）。大人，小孩一擁而上，迅速分解。「大八啊，你蔗吆賣，林景足甜嬰」，「西歸有夠沙」（大伯啊，你好會買，龍眼好甜哦）（西瓜夠沙哦），「愛甲我那有去蔗哥賣」（愛吃我經過再買），爸爸是這樣在對待左鄰右舍的親戚們的。

但他如何對待我跟母親呢！

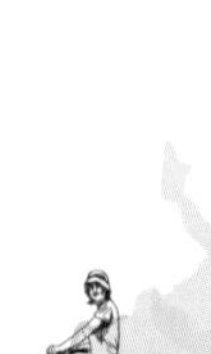

媽媽經常被爸爸三字經，五字經羞辱，就只爲了那三十元的買菜錢。臥床哀嚎的那段日子，也從不見父親關心過母親的病況，他總是說沒錢給母親治病，是後來二哥當兵回來，堅持讓媽媽做的手術。而我呢！從小只要學校要用到的錢，也總是「操幹六繳」，不給就是不給。當我十二歲就成爲全職童工，十五歲就做著成年男子都做不了的粗重工作，當我爲了讀國中補校將自己鎖在房裡哭了三天三夜時，你告訴我家裡沒錢給我讀書。但眞實的是你有錢到可在賭場豪賭。你在外面當「楊阿舍」（我眞的聽過外人如此稱呼爸爸），慷慨大方的對待外人時，回家卻是刻薄暴烈的如此對待妻女。

記得家裡工廠停工到我上台北這幾個月，父親總是買米酒喝，喝完就借酒裝瘋，又罵又摔的。有一晚他喝完酒，進我房間，對著正在聽收音機的我說：「貞仔，我知影你看我無啦！你唔面看我無，我要來去自殺啊啦！」（貞仔，我知道妳看不起我，妳不用看不起我，我要去自殺了！），然後，將我的收音機重重的往地上摔。「要死緊去死啦，你一個人死，阮歸加火啊攏快活啦！」（要死快去死啦，你一個人死，我們全家都快活了啦！）。這是我第二次頂撞他。

回想過往，我們家怎麼會窮呢，怎麼會沒錢讓我讀書呢？我家有工廠，有二棟二層樓共一百三十幾坪的洋房，當時的鄰居都還住著瓦房啊！我恨透了父親對我的絕情無愛，更恨透了自己的愚笨癡信。從這天起，不曾叛逆的靈魂變得憤世嫉俗到了極點。

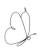

第二篇 瘋狂的賺錢

從斗六回來後，瘋狂的想賺錢。但因學、經、能力皆有限，只能靠體力及時間去換取金錢。

晚上五點到十點半依然在鐵板燒餐廳當服務員，清晨五點到七點送報紙，八點到下午四點到一家很小的日本料理店當小妹。爲了賺夾報的錢，還得在凌晨三點前在領報區排隊，當廣告商一到，報上報份，領到傳單，要用很快的速度將傳單一張張夾進報紙裡，最終整理好上腳踏車，推著車到廣告商哪兒抽檢，抽到的每分報紙裡都有夾上海報，就算通過，當場領現金出發開始到自己的報區挨戶送報。當時房地產景氣好，傳單多，常一天有好幾張，所以夾報賺的錢會比送報費多。

記得當時一份報紙月費一百五十元，送報薪水一份二十元。我共有四百份報紙。

送報生涯讓我體會到人的修養差異。一天就五元的報費，有一戶住在三樓的客戶，不准你按電鈴讓他開大門讓你將報紙送上樓，而是要求將報紙投進陽台。撿一顆石子包在報紙中捲緊，然後像射飛鏢般的朝三樓射。很少能一次成功，最常射進二樓陽台，所以這二樓住戶幾乎每天都有免費報紙看。還有一戶人家養著一隻八哥，總喊著：中華民國萬歲，三民主義萬歲。很可愛，每次經過這裡，都能帶給我短暫快樂。有次颱風天，將報紙準時送達，卻遭主人將報紙直接砸向我，對著我怒喊：「報紙全濕了，叫我怎麼看。」同一天，另一住戶接到報紙是暖心的說：「唉喲！這種天氣你就別送了，一天不看報又不會怎樣。」冷暖人情，深刻感受。

這樣不要命的工作了半年，身體受不了了，覺得自己就像要熄滅的燭火，隨時會倒下。便將日間的二份工作都辭了，但已來不及，這半年幾乎沒睡覺的作息，已把生理時鐘弄亂，從此一直不易入睡，淺眠，直到現在，問題都無法改善。

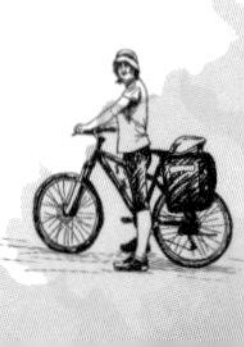

第三篇

偏激的性格

在送報期間，認識了男友，他是將報份交接給我的人。當時他有八百份報紙，將一半撥給新人。報紙交接需負責將新人帶到熟悉環境，有能力獨自在時間內完成工作才行。他在帶我時，將報區畫好詳圖並把特殊客戶註記。第一天讓我拿圖紙對照，由他一巷一巷，一戶一戶遞送並解說。第二天由我拿著圖紙邊看邊遞送，遇到困難再出聲幫忙。第三天就不給看圖紙，由我自憑記憶完成工作。結束時，他說我已有能力獨當一面，盛讚我學習能力很快。個人倒是覺得是他詳細的圖紙與細心解說讓我能快速勝任。

交接完成後，我倆仍每天會在領報區碰到面。後來，他告訴我可以夾報賺外快及教我如何將海報快速夾入報紙。幾個月後，我已辭掉日本料理店的工作。有一天，報友們相約工作完要去採水果。集合還在等人時，他說，採水果不好玩，我帶你去逛市場吧！就這樣我倆第一次獨處。逛市場時，遇到了他爸媽，隨後，又去了他家。

從此後，每天送完報紙及晚上下班後，就是兩人相處時間。每天要做甚麼，吃什麼，都是他在規劃，我就負責付錢及配合。我們最常做的事就是看電影及吃滷肉飯。而看電影時我總是在睡覺（後來知道，那是因爲憂鬱症）。

交往一段日子後，他告訴我小學時從雙層床上鋪跌落後，有過幾次癲癇發作，雖然已有數年未再復發，他覺得仍有必要讓我知道。從這天起，我就憂心著他的病，很想與他分手，但總說不出口。一天晚上下班後，他照例帶著一支野薑花來找我（我酷愛野薑花），告訴我，從家裡出門時，身上僅餘十元，經過思考，他決定把錢拿去買花，然後走路來找我（幾公里遠）。一般女孩聽到這樣，應該會感動吧！但大概是對自己沒自信，此時，我心裡想的是：「這種滿腦袋想著怎樣討好女人的人，我何德何能能綁他一輩子。」

下定決心——分手。

從此，每次約會總是我在無理取鬧要分手，（因爲不忍心說出是他的病讓我要分手），他總是一再哀求，最後都是以我妥協做收。直到有一天，下午吵完，晚上他來找我，告訴我——「他們『全家商量過了，』『一致同意』他與我分手」。這句話令我憤怒到極點，並且感受到深深的被羞辱。一定要報復——心

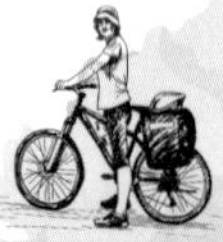

裡快速做了決定。我馬上低聲下氣的求他不要分手，他說他決定的事情不會再改變，然後絕情離去。

你決定的事情不會再改變，我決定報復的事情也一定要做到。

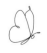

第四篇 女性的復仇

當晚男友離開前告訴我，別試圖找他，明天他就離開台北到外地，爸爸已託人爲他找到工作。除此以外，未再透漏任何訊息。

接下來的日子，下班後，就是天天哭，同事都以爲我是因爲失戀，我承認，我有因爲失去男友而痛苦，但更大的痛苦來自於他們全家帶給我的羞辱。（稍微瞭解憂鬱症後，我想當時會這麼憤怒，應該是我將數學老師事件，父親被村人圍包討債及花生事件的情緒全攪和在一起了）。

半個月後，我決定展開行動。男友曾告訴我，他的父親在中壢工業區的一家知名外商公司當顧問。憑著這點，肯定他一定在中壢。

一早從台北坐公車到中壢工業區，然後，一家一家工廠的搜尋，趕在下午五點前回到餐廳上班。也許是孽緣未了，就在第四天中午，我發現他了。撥了電話過去，他嚇一跳，問我怎能找到他，我說：「是愛的力量令我找到你」。他帶我回宿舍，任憑我如何道歉，堅決不復合。時間到了，他讓我一個人留在宿舍，上班去了。隨後，我留了一封絕筆信離開回台北。

當晚下班後，我刻意找了一群同事去看電影，電影播映中，跑出字幕是找我的。上鉤了！（心裡好笑著）。我不出去，就讓他等。

看完電影回去，他等在宿舍外。同事們看到他，紛紛識相的上二樓，獨留我倆。

他告訴我，加班完回到宿舍看到信，急死了，馬上撥電話給他父母，告知要和我復合。他說，為了讓父母同意他與我分手，說了許多我的壞話。今晚，他向父母說，我是個好女孩，不是之前他所說的樣子。然後，直接從中壢包車回台北找我。我們談了一個多小時。

上樓時，一樓大門是輕扣的，直接推開。

隔天，下班後在宿舍客廳，我對著同事們說：昨晚以為得爬牆攀屋，沒想到門沒鎖上。這時，一位男同事悠悠的回答：「那是因為我一直在留意大門狀況，只要有人進出，就會下去把門打開輕合」

（這個人因為這件事成為我先生）

復合後，我們很甜蜜的過著日子。我總帶著水果利用午休去找他，然後聽他講話。假日時，去海邊戲水，到處吃美食。

三個月後，二哥給我機會合夥開筷子工廠。我辭掉工作離開台北，到台南新化山區，再度過起筷子人生。

男友違逆了爸媽，辭掉中壢工作追到高雄。在工廠，環境是不良的，工作是辛苦的，他總要干涉我，不讓我太累。但我工作起來是很投入的，不把工作告一段落是不休息的，這一點，又讓我倆出現摩擦。有一晚，在新化街上麵店，兩人起爭執，他竟然癲癇發作送急診。看到他受著病痛折磨，我很不捨。也覺得事情鬧大了，該結束了。急診離開，我將他送回台北，把他交給父母。

一個月後，電話中告訴他，我要結婚了。他問我，要結婚爲何不嫁給他。我說：忘不了你曾經給我的傷害，處心積慮與你復合，只是爲了報復你。

（原本的復仇計劃是在我倆結婚喜宴中上演「新娘落跑劇」的，讓他及父母在長官及親朋前丟盡臉面。他曾告訴我，他爸爸酷愛面子。憂鬱症就是極端，極端善良也極端邪惡。極端愛他也極端恨他。如果不是他癲癇發作觸發我良善那一面，照著劇本走，將對這家人造成多大的傷害啊！）

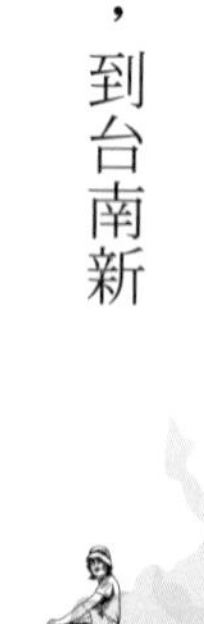

第五篇 自動送上門

荒謬婚姻的起始——在餐廳宿舍我是同洗碗阿姨同睡一房，一人一單人木板床，靠著兩邊牆壁擺放著。阿姨有位乾兒子——陳師傅，常在下班後進房來找她。這時我通常已洗過澡，躺在自己的小床上準備睡覺，而阿姨總是緊隨我之後去洗澡了。所以房裡就剩我倆。他就坐在乾媽床上無事可作，偶爾會拿我的書去看，甚或理理塑膠衣廚上層裡我那亂丟的內衣褲。我總冷眼看著，兩人從未交談，不知持續多少日子。

到新化工作後第一年春節，因洗碗阿姨家就住在離斗六老家不遠，我去看望她，碰到了陳師傅，兩人此後斷續有電話聯絡。

與男友分手後幾個月，爺爺去世了，二哥要我在百日內結婚。二哥只知我有男友，此外情況一無所知。我從不與人談心事，包括家人，就是除了工作以外都安靜無聲的人。

接到二哥的結婚令後揣度，家裡不可能讓我一生不婚，我也得靠婚姻這道程序脫離原生家庭。「結婚吧！」，嫁誰呢？仁武有位田僑二代，經由相親短暫交往過。個性覺得跟我鑾合，但他母親太強勢，我自忖捧不起他家飯碗。跟他說明後未曾再找過我。但他母親卻不斷催促我嫁他兒子——條件隨我們開。說他兒子再不肯相親了，已三十二歲，父母很急。

這個不考慮，還有誰呢？想起陳師傅，那個爲我守門的男人。我確定他是不賭博的人，下班後還去頂呱呱當打烊工，不賭又打拼，跟父親完全不同，就他了，反正，不合隨時可離婚。

我北上約出了陳師傅，在咖啡廳裡同他說：「我知道你喜歡我，你不敢說我來說，爺爺去世了，家裡要我百日內結婚，我要嫁你，你要娶我嗎？」他回答：讓他考慮三天。二天後，他用很興奮的語調在電話中告訴我，他決定娶我。而他決定娶我的原因，至今都要不到一個答案。我自己倒是很清楚——因爲娶我不用花錢。會這麼說是因爲婚後兩個月，他告訴我，在我之前，乾媽的姪女也曾找過他，同他哭訴，好賭的父親用三十萬將她賣給一個離了婚帶一個七歲兒子的男人，言下之意，你拿出三十萬，我就嫁你。他說：我明白她的意思，但我沒答腔。「所以你娶我是因爲我免費」他不說話。

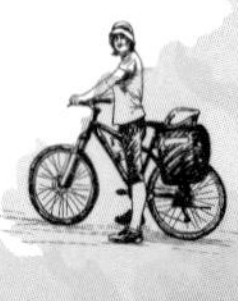

我倆的婚姻就眞的是「荒謬」兩字。我想利用他脫離原生家庭，抱著「隨時要離婚」心態嫁給他，而他則是抱著「撿便宜」的心態娶我，對我就像對待他搶便宜帶回來的那些貨品，擱在櫥櫃裡，永遠用不到也決不會丟棄。所以儘管在我離家七年，他不聞不問，找二嫂去同他談離婚，也是千篇一律，永遠只有「不可能」三個字。

我曾想過，先生要是對錢的執著寬待些，娶乾媽姪女，他應該能過很幸福的一生。因爲他倆不僅外表身材都適配，也有話講。而我跟他就是兩個平行時空裡最陌生的熟人，永遠——無話可說。

第六篇 全是房子惹的禍

電話中確定要結婚後，男方很快請媒人打電話來要談婚事，當時我跟母親正好在四哥高雄家。母親同對方說：我甘哪這一個怎子娘……（我們只有這個女兒……），「母啊！你甭剛討密件哦！（媽，你別向人家要東西）」「四個哥哥的結婚程序我看在眼裡，很不屑，怎麼做事後都有話，對這個婚姻本來就不期待，加上看見父親被村人包圍討債那幕後，我已對「親戚」這兩字充滿憤怒。因此，我搶過電話同對方說：我們女方沒任何條件，要公證結婚也行。女方除了人過去，不會有任何陪嫁，如果新娘一定得準備什麼東西，麻煩自行準備。如果覺得新郎非得給女方什麼，拿來我們就收——就這樣，訂婚了。

訂婚隔天，陳師傅同我說，婆婆告訴他，之前拿回家的錢有代存起來，五十萬，要買房子的話可給他用。我聽了就說：我本來要買三百五十萬內的房子，現在多了五十萬自備款，那可以看四百五十萬內的房子。以後拿回家月費可由五千增為一萬，因為這五十萬的利息一個月也要五千元。（婆婆之前只向先生拿錢，

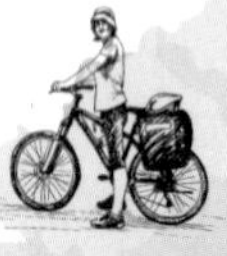

以後兩兄弟皆結婚了就兩人每月各給家裡五千元），陳師傅沒答腔。

從訂婚到結婚一年多的時間，我有空檔就上台北找房子，覺得可以的，再帶陳師傅去看，但他總有理由反對，而反對的理由都很莫名。有一天，他告訴我，三月二十七日結婚。僅餘十五天，我說，哪能這麼快，得換日子。他回我：我們所有的親戚都知道了，而且另看日子得再花二千元。所以，你要結婚，你的新娘是最後一個知道你幾時要結婚的人。我憤怒的懟他。

儘管那麼離譜，我那不正常的順服面仍配合進行程序。上台北借住好友家，除了忙著找禮服就是要租個套房。一早買報紙來，翻開房屋出租欄，就勾選價位地點適合的，打電話去接洽，得到的回答都是租出去了。直到一星期後，在松山火車站旁找到一間三房兩廳，二房東將主臥拿出出租的，當場要訂下。他問我房租不便宜，爲何沒多加考慮，我坦白告知，一星期後就要結婚，至今仍找不到住所。他問我，有打算買房嗎？一直有在看我回答。他思索後婉拒租給我，因爲可能租不久。

我洩氣的想著，一年來，房價翻倍漲，急死了，但到處看，陳師傅總反對，而反對的理由又很牽強——伊——一個念頭閃過眼前。中午空班他過來找我，我質問他，一年來對房子挑剔很牽強，眞正的原因是不是不願意拿你母親那五十萬元。他用沒起伏的語氣回我：「我拿回家去的錢，不會再拿出來」。「你早說嗎，我自己也可以買我能力所能及的房子。我從未開口要你向家裡拿錢，是你自己說，媽給你五十萬相添買房，我才說可買四百五十萬的房子的。」我對他吼叫著。

他五點去上班，我五點三十分就在基隆路二段訂了一間小套房，一坪二十六萬。距離一年前在松商高職附近看的一坪十點五萬，我的錢從能買公寓到只能買套房。

從這天起，我對「陳師傅這個人從無知無覺變成討厭」從這天起，對他說話再無好口氣。

婚前兩天子夜，他用機車載我一路爭吵，行經中山北路圓山飯店附近時，我堅決的不嫁給他，突然，他將機車一停，躺在地上打滾大哭，我愣愣的看著這個男人，無奈說著：好，我嫁你，算我欠你的，我還你，誰叫我沒事去惹你。

結婚前，父親曾要我拿錢買回當年破產被鄰居買走的房子，當年六十萬賣給他，現在要回賣一百二十萬，我不肯。父親不高興到結婚當天躺在床上不理我，

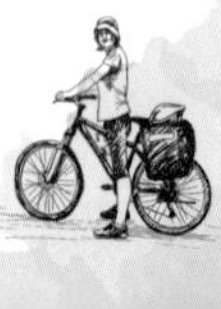

這一點，令我對他的怨又加深。

結婚當天，沒有一絲喜悅幸福的感覺，有的只是不斷迴繞著的——風蕭蕭兮……赴死去了！

歸寧當天，母親不高興的對我說，新郎的舅舅昨天對她說：「不知道新娘價敖，有哉掉買厝，要馬買，那無夠多管一下，哉來先提，買恰大間煙，買甲呷細間，習大人是要住隊」。（不知道新娘那麼棒，有能力買房，要買房，不夠可以說一下，這裡先拿去用，要買就買大間點，買的那麼小，公婆是要住到哪裡去）。我同媽說：「母啊！你沒甲應，借問咧，你嫁怎子，甭哉有替人歸家夥啊船一間厝風住無！」（媽，你沒回答他，請問你嫁女兒，有幫對方準備一間房子給全家住嗎！）

我滿腹的委屈，是要倒向何處啊！

第七篇 背著兒子欺負媳婦的婆婆

婚後住在我買的小套房，一年半後女兒出生，滿月後送回淡水給婆婆帶。這之間，我跟先生偶爾回去，婆婆都對我很好。後來與人合夥開餐廳，先生不曾休假，我一個人回去看小孩。吃飯時，婆婆對我說：「娶妳呃，連一條手巾啊，一雙托啊都無，狼蝦新娘房的門利啊，新娘要傳呢，我都甲己提二千五去買。」（娶妳連一條手帕，一雙拖鞋都沒有，新娘房的門簾是新娘要準備的，我自己花了二千五去買），我沒應她，將二千五放在桌上。她默默的將錢收下。

隔了段日子我又回去，一樣在餐桌上，一樣的沒手帕，沒拖鞋那一段，接下來是：「狼蝦客廳的八仙彩，新娘要同掛欸，你桌沒掛，我桌去甲啊純借。」（客廳的八仙彩是新娘要準備的，妳沒準備，我去向大媳婦借來掛）。啪！我猛的朝餐桌大力一拍，對她吼叫著：「去甲我叫媒人來，看當初時按怎講欸！」（去叫媒人過來看當初是怎樣講的）。她沒應聲。

第三次再回去，早上七點鐘，她站在我前面，對著我說：「當時教你們別

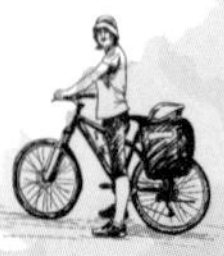

作生意，偏要做，啊甭就有賺，啊那有賺，甲我提蝦ㄟ，甭就提來寒我。啊甭還我——啊甭還我——啊甭還我」——伸出右手，腳步朝我連踱三步，直抵到我鼻孔。我說，今天就拿回來還你。從淡水郊區坐公車到淡水火車站，再坐淡水線火車到台北，再下斗六。向父親借了錢立卽趕回，回到婆家是晚上七點鐘，我把向婆婆借的十五萬加半年利息錢給她，她收下十五萬，九千元要還我，說利息不用。我說我向誰調錢都給利息，我不欠你人情。

隔天，馬上賣股票，還淸父親的錢。

我跟婆婆私下的互動就這三次，他三次如此對我，在她兒子面前時一面，兒子不在，是另一面，爲什麼一個鄉下婦人能如此有心機。當時怕有錢人家婆婆強勢不敢嫁，嫁個窮噹噹的家庭也有這種婆婆，這眞叫我憤憤難平啊。

我們夫妻無話可說到就連婆婆這樣對我，我都不曾向先生提。所有的憤怒只往肚裡吞。

這之後，我幾度流產，生老二，她們從未出現。直到十幾年後，她需要被照顧，陳師傅將她接到虎尾家裡，她對我說了一句話，令我立刻抓狂，也導致了我離家整整七年。

（陳師傅跟我結婚時，身上就十九萬元。買房子自備款一百多萬，做生意一百多萬，甚至訂婚，結婚禮服都是我出的，我這樣毫無保留的對待陳師傅，但他確從未在他家人面前爲我說句話，我只能說，這個男人根本未斷奶）。

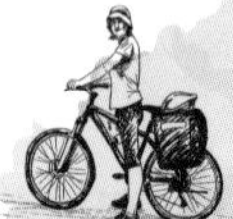

第八篇 錙銖必摳的個性

講完婆媳問題，回到與陳師傅的相處，眞的只能說是「筆墨難書的痛苦」。

結婚後我倆分別在不同家餐廳工作，難得同一天休假。計畫好要去基隆玩，出門時已是午餐時間，問他要吃甚麼，他回都可以。前面就是家歐式自助餐，我說那就吃這個，我倆各拿三個自己愛吃的菜，再來分享。沿著菜台到結帳台，我已拿了三道菜，他都未拿，「你怎麼不拿」，「哦！我要全部看過，再回頭拿」。也好，我就先結了我的帳，才剛付完錢，東西都還來不及端起，他就對我說：「你吃就好，我等一下去吃水餃」。「要吃水餃就一起去吃水餃啊！爲什麼要搞成這樣，你是要花多少時間在吃飯上」。我氣的對他咆哮著。

有次要買個曬衣架，將臨江街家具店每家都問過了，每家都賣八百五十元，我一直要買下，他一直不肯。後來又到八德路家具街問，終於問到一家賣八百元，我要買下，他仍不肯，我再也受不了了。我說，「你到底要多少錢的你才肯買，我累了，很睏了。」然後，生氣的逕自將機車騎走。一個多小時後，他扛著曬衣架回來了。

有陣子，新聞一直在說汽油要漲價，他對我說，要去買幾個桶子，屯些汽油，我對他說，你如果在我房裡屯汽油，我一定點火跟你同歸於盡。

有次帶公婆到八斗子看我們買的房子。接下來到海鮮市場，我說我們買幾樣海鮮，請餐廳料理。一路從頭逛到尾，又從尾逛到頭，我要買的每樣海鮮，他都不同意。（知道他捨不得花錢），我很生氣的說，別吃了，走吧！走吧！回程經過基隆市區大塞車，一車老老小小餓著肚子塞在車陣裡，當時兒子還吃母奶，我已餓的發抖。好不容易要到三芝了，我說，「你還不準備找飯吃，回家是要吃甚麼。」他問：「要吃甚麼？」「要吃什麼，我說要吃甚麼有用嗎！有得吃就好了啦！」最後，他將車停在一家又黑又髒的「海鮮店」前。一股怒火油然而生。八斗子那新鮮的活跳跳的海鮮你不吃，現在又停在海鮮店前。我忙著照顧兒子，進去餐廳時他已點好菜。等了一下，菜上了，兩人份的炒麵加一晚蛤蜊湯——「就這樣」，我對著他問，他說不知道量有多少，吃不夠再叫。「一份四十元的炒麵是能有多少」，我怒吼著，隨便扒了幾口，便回車上。回家後，婆婆緊隨我之後進我房裡，質問我在不高興什麼，是不高興他們跟嗎？以後他們不跟就是了啊！

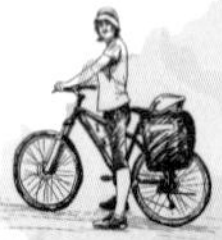

這家人叫人如何與你們相處啊！我在氣你兒子，父母難得跟你出門，也捨不得給你們吃頓好料。卻反遭誤解，而這個做丈夫的，也不替我說句話。

都是小事，但小事是時刻在發生，日日在發生的啊！每次我向娘家人抱怨陳師傅，總被二哥唸，說他那麼勤勞又打拚，別不知足了。婚後十幾年時，我與孩子住在台中，虎尾後院要加蓋，是二哥承包。工程進行不到二個月，我兩度回二哥家，兩度都是二哥一見到我，就開始罵陳師傅。這天，我在一家托兒所上班，帶著五個幼幼班的小小孩。一早，手機響起，是二哥打來的。二哥問我，「陳師傅人呢？我現在在你家門口。」我說，「你在我家門口都不知到他在哪裡了，我在台中怎麼會知道。」「吼！昨晚明明跟他說了，早上要來工作」，又開始罵起陳師傅來了。我等他罵完對他說：「過去我如果抱怨他，你們都說我不對。現在，你跟他需要共同處理事情，非要溝通不可，也不過二個月，你已對我抱怨幾次了，你有想過嗎，我這十幾年來是怎麼過的。」二哥愣了幾十秒後說，「哦！以後恁的代誌（事情）我都不管了啦！」（以後你們的事情，我都不管了啦！）

從此，我再抱怨陳師傅，二哥都是沉默不說話的。

陳師傅真的是一個很難溝通，很難相處的人。我總覺得我是大腳裹在小鞋裡，每一步移動都痛。跟他溝通事情，就像同糞坑裡的石頭講話，回饋給你的是無聲的濃濃屎味。我常跟他講，要不是我的病令我有異於常人的忍耐力，你十個老婆都跑了十一個了。

我們的日子就在不間斷的小事中一天天過去，原本以爲最壞就是這樣了。但後來發生了兩件事，令我恨透了這個男人。令我眞正進入狂爆的失控人生。

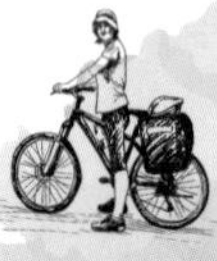

第九篇 求子不易

女兒一歲多時，我們與人合夥開餐廳，這次的投資很失敗，約八個月就結束了。雖然金錢上損失了，但經驗上卻收穫不少。由這次的經驗，我了解到，陳師傅是只能獨善其身的人。他有能力也很努力把工作做好，卻沒一絲領導能力，根本不會帶人。我知道這輩子就是靠兩人四隻手打拼開小店了。

第一間店關門後，很快的我們在辛亥路，興隆路口又開了一家只有兩塊鐵板的餐廳，他站一台，我站一台。一樓做生意，睡覺就在地下室裡。這次的開店很順利，沒有幾天生意就起來了，爾後過著一樓工作，地下室睡覺的忙碌日子。女兒已二歲四個月了，還不太會講話。有次客人同女兒一樣大的小孩，在店裡呱呱不停說著。我對客人說，你小孩好棒哦，這麼會說話了，我女兒還不會說。客人告訴我，他兒子的發展是符合年齡的，我女兒太慢了，要趕快就醫。這才嚇得趕緊將女兒接回身邊。過一陣子，女兒也會說話了。原來是婆婆重聽，公公又是個永遠沉默的人，沒人跟女兒互動，才造成她語言遲緩啊！

女兒總是一個人獨樂樂，不喜與人互動，四哥都說她是——自閉症。爲了給她一個玩伴，我們很努力的想再生老二。但因爲工作太忙，總是一再流產。而每次流產先生都是簽完手術同意書就離開，放我一個人在醫院面對後續。記得第四次流產，在長庚安胎三天，只能躺在床上一動不動。尿盆放在病床旁的椅子上，使用時很輕很輕的自己挪騰位子。第三晚時，羅醫師到病房告訴我，保不住了，明早手術。她離開後我哭了。隔壁床的病友安慰我，有子有子命，別太傷心。我是心疼沒保住胎兒，但也對自己三天來獨自的面對這一切，感到心酸啊！

這次陳師傅連手術同意書都沒過來簽。羅醫師術後還特地到恢復室裡，撫著我的臉頰叫醒我。當我睜開眼睛看到羅醫師，眼淚滑了下來。羅醫師安慰我：我們還年輕，還有機會。下午四點多回到店裡，在地下室休息，六點多時，陳師傅在一樓一直喊著要我上去幫忙，之前流產，好歹也是隔天才開工。這次根本沒休息，就要我工作。本不想理他，可他摧魂似的不停喊。最後我上樓了，忙完後回到房間嚎啕大哭，一面大叫我活著是幹嘛啊！一面拿頭去撞墻。陳師傅說：「客人就要一直來，我有什麼辦法啊！」「你不會請他們等一下嗎！要不就把鐵門拉下來，今天不做生意了不行嗎！」

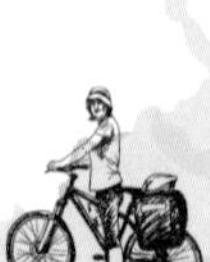

在辛亥路的房子到期，我們搬回虎尾。陳師傅的的大哥入夥。店裡生意與人事安定後，我便退出餐廳的工作。之後懷孕透過安胎，順利生下兒子，這時女兒已七歲了。

第十篇

那我當惡魔

兒子四個月大時，女兒感冒了。看了診所，藥也準時吃，但咳嗽卻日趨嚴重。一個星期後，聽著隔壁房傳來嚴重的喘咳聲，一個字眼閃過眼前——氣喘，難道這是氣喘。立刻背起兒子，載著女兒上醫院掛急診。醫生責怪我怎會這麼嚴重才送來。他告訴我，肺部喘超過二十四小事隨時都會罷工。所以眞的是氣喘。吸蒸氣，打點滴，都壓不下來，辦住院。將女兒送上樓上病房，在護理站時，護理師阻止我再往前。她說，這裡都是肺炎的小孩，兒子要感染上肺炎，這麼小很麻煩的。只能焦急的在護理站翹望。

晚上十點時，護理師對我說，我們先幫你看著，你把嬰兒托給別人照顧再過來！回家路過自家餐廳，店裡沒客人，我給陳師傅打電話，說明情況，請他去醫院。將兒子安頓好，買了碗乾麵帶到病房給女兒吃，陳師傅一看我到，就說讓我先看著，他回店裡刷完鐵板再過來。我說，「你眞要讓一個四個月的嬰兒獨自待

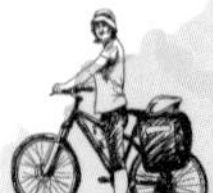

在那諾大的房子裡。」「我眞不知道妳在跟我大哥計較什麼？陳師傅劈頭就是這句話。我要離婚，我一定要離婚。」

二年半前，台北餐廳租約到期前，先生的大哥夫妻突然到店裡說要與我們合夥，希望將店開在五股。我告訴他們，我們已在虎尾找好店面，也在整修中，如果兩兄弟要一起做，就是到虎尾。大嫂問，那這些生財器具怎麼算，我們夫妻對看沒說話，大嫂很會做人，說我們回去考慮看看，你們夫妻也商量商量。他倆走後，我問陳師傅要怎麼算：「怎麼算，他是我大哥耶！」非常差的語氣。「不算，說就可以了啊！何必這種態度，我在想，如果是我大哥，我也不會算」——我說。

從此後，只要與大哥有關的大小事，陳師傅就像母雞護小雞般的緊張，他總將我當會吃他大哥的妖魔。完全無法理性客觀公平的處理事情。

當晚，我連夜寫好離婚協議書。隔天一早娘家二嫂過來帶走兒子。我到醫院接手照顧女兒，順帶把離婚協議書交給他。我告訴他，你男方的證人一定要是你大哥，因爲我要你永遠記住，你大哥是我們婚姻的最後一根稻草。

傍晚時，我到醫院樓下處理事情，發現陳師傅蜷縮在角落的椅子上，他告訴我，早上他打電話跟他大哥說，店送給他，他要流浪去了——我那該死的善良面又讓我再次原諒了這個人。

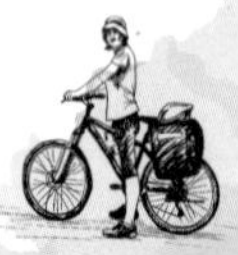

第十一篇 人怎麼可以這麼無恥

女兒住院十一天，出院後七天又進去住了七天。回診時，我憂心忡忡的問醫師：「怎麼辦？這麼嚴重？」

醫師：「游泳啊！我們醫生的孩子氣喘就是游泳，沒有第二條路。」

我立刻去泳池幫女兒繳了年費並報名泳訓班。放學後，用機車背小載大的到隔壁小鎮——斗南上泳課（虎尾沒泳池）。秋風起兮日漸涼，這不是辦法，女兒本就羸弱的身子哪能這樣折騰！跟陳師傅商量後買了車子。因爲價格殺很大，車商要求十一月二十五日號前現金交車。我們二十號有個會，再二個月就結束，一定可以在二十三號拿到錢。交車時，因爲會首沒有準時將錢匯過來，陳師傅動用了公款。五天後，家裡要用五百元，陳師傅回我沒錢。

我：就算交車時錢全部用光了，這幾天的營業額也不少了，怎會連五百元都沒有呢？

陳：店裡的錢現在是我大哥在收。

我：爲什麼？

陳：他也是股東啊！他也可以收錢啊！

我：等一下，我從來沒反對你大哥收錢，也不認爲你大哥收錢會污錢。你每天大把現金背進背出，我也一再擔心被偷或被搶算誰的。但他什麼時候不要求收錢，卻在這時侯收錢，這說明什麼？

陳：我用公司的錢，大哥知道了啦！

我：身爲大哥，得知弟弟挪用公款，不是關心弟弟出了什麼事，怎會困難到要挪用公款，而是迫不及待的將公款掌握在身邊。如果要這麼無情，之前我不跟他計較的那些，全部要還回來。

我給在餐廳上班的閨蜜打了電話，讓他轉告大哥。得到的回的答是——馬省來省啊！（要算來算啊！）

將陳師傅的帳本拿出逐條列舉，經仔細計算後，大哥得付給我們三十八萬多。我將清單給閨蜜轉交。得到的回答是——我們當初沒說，他不知道他占我們那麼多便宜，現在他不承認。如果要算，他願意給我十萬，不然，就讓我把東西拿回來，他們可以做新的。

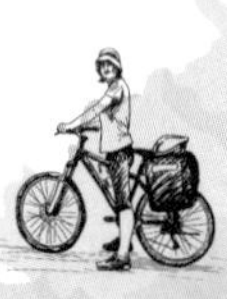

我不是乞丐在向你乞討，當初不計較是因爲你是大哥。既然你無情，我就要計較到底，分文不讓。

我將他大哥的意思問陳師傅？你怎麼看？他不說話。連續三天頭低低的上班，頭低低的下班。第三天下午，一幅畫面閃過眼前，我知道怎麼做了。

通知陳師傅，閨蜜及大哥，讓他們明早九點在我家聚會。

九點鐘，人員準時到齊，圍著方桌對看，沒有人吭一聲。過了約十分鐘，我的好友提了一袋剛從銀行領出的錢過來了。

我將錢遞到大哥面前。

我：大哥我們是不是欠餐廳二十八萬？千元？

大哥：是

我：錢在這裡，麻煩你點收。

大哥當著我們三人的面，逐張點起。就連那兩紮十萬元的，也拆開點。點完後，我遞給他一張十行紙，上面條列了餐廳的生財器具，大至日立二十噸冷氣，鐵板……

小至幾雙筷子幾根湯匙，（我太清楚了，這些東西不僅全是用我的錢買的，還是我親自操辦的），他看完點頭稱是。

我：帳算了，你得給我們三十八萬多，你不承認，願意給我十萬，我不可能答應。以我——不食嗟來食的個性，絕不可能讓這家餐廳繼續存在。但我想到你的父母——情何以堪。就兩個兒子，攜手到異地打拼，不知出了何事，大兒子默默的回台北了。他們會怎麼想？我決定就如你所說，誤會一場，不計較了。接下來這家餐廳有五種命運，第一、二種——你們兩位看是誰單獨吃下來，第三種——頂給他人，第四種——結束，第五種——保持原狀。你們要怎麼做，我都沒意見，唯獨如果要保持原狀，我要求你們給我一個保證，將來你們結束時，將我的東西運到我所指定的地方。如果東西壞了，麻煩你去買來還我，你有本事買多舊的都沒問題，只要在我的地方電插上能運轉，你出了店門它故障了，沒你的事。你責任算了了。

處理完這事，當天下午，就帶著孩子跟著娘家二哥去塔塔加玩了三天，三天後回來，床邊櫃上躺著一份契約書等我簽名。看完這份契約書當場體會什麼叫——怒髮衝冠，眞的感覺我的血液都要衝破頭蓋骨了。

這份契約書的內容，我永遠都不會忘記，到死都能一字不差的背出來。

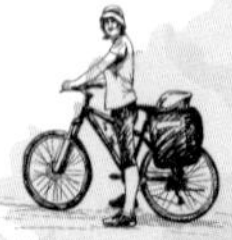

契約書一開頭是照抄我給的生財器具列表，接下來是——以上之生財器具是楊淑貞無償提供給陳炎，陳田使用，條件是使用到不使用爲止，運到楊淑貞所指定的地方（雲林縣以外，運費由楊淑貞負擔）。

後面他們三人已簽名蓋好章了，就差我這顆章了。

我：這誰的意思！

陳：什麼誰的意思，不滿意你可以改啊！

我：你們不覺得太過份了嗎！

陳：他們就要這樣寫，我有什麼辦法。

我：我的東西要給人用，不用給的這麼委屈。現在因爲我媽媽的事（癌末），我沒心情跟你們鬥，但你要記住，等我媽的事情處理完，我隨時會去把我的東西拿回來。

這件事就像雷擊一般的打醒我，原來人是可以無恥的，人是可以無信的。人是可以說話不算話的。不是說誤會一場嗎？不是說不知道占了我們便宜嗎？現在知道了還說得出「雲林縣以外運費由楊淑貞負擔」這種話。當初從台北運下來也不過花五萬元，就算再運回台北五萬元，陳炎也要付一半啊！

人是可以無恥的啊！人是可以無信的啊！人是可以不負責任的啊！我爲什麼要因爲說了要嫁給你，就要守信嫁給你，爲什麼要因爲一次的愚笨，而賠上一生。

我嫁的是個甚麼樣的人啊！我都已經爲你做到這樣了，人家這樣欺負我，你還不敢出聲捍衛你老婆，你當什麼男人啊！

我混亂了啊！整個腦袋都亂了。腦袋隨時迴繞著「人怎麼可以這麼無恥」這句話。隨時在恨自己當年爲什麼那麼笨，隨時都在罵自己活該，就是你拒絕照顧上帝交給你的男友，才會受懲罰嫁給這個男人啊！

啊！啊！我瘋了啊！眞的瘋了啊！

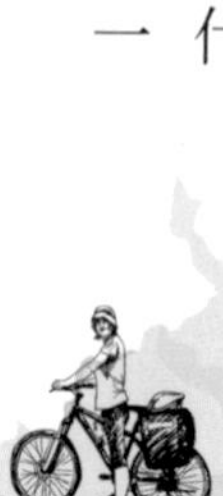

第十二篇　反擊

這件事後，我跟陳師傅再無說話，一個字都不曾說。幾個月後，母親住到高雄的安寧病房，我借住到高雄四哥家。娘家二嫂打電話給陳師傅，讓他來看丈母娘。我仍不屑跟他講話，當晚他動我，我連開口阻止他都不願意。母親後事處理完，我告訴陳師傅「懷孕了，怎麼辦？」，「隨便」這是我得到的回答。（雜碎）

我說「拿掉」。之前，流產數次，生二個孩子，你都是局外人，這次你一定得參與，你得知道，你老婆吃了多少苦！

他說幾號到幾號是誰休，幾號到幾號又是誰休……，一串數算後，一個月後的兩天是可以的。我回他，怎不放到八個月再來拿。儘管如此，我仍配合他的休假，一個月後上手術台。在手術台上，醫師再一次勸我們把他生下來，我再次問陳師傅，他仍然說「隨便」（雜碎）。

醒來後，我開始不停的哭，可能因爲如此，回到家裡，我虛弱到得四肢趴在樓梯上，「爬」上三樓。

隔天中午，女兒放學，從二樓一路大聲嚷著上三樓，手裡抱著八個月大的兒子。睡眼惺忪中我問：爸爸咧？不知道啊，我從進門，在一樓就聽到弟弟在二樓一直哭。

拿起電話撥到店裡，是閨蜜接的。

我：陳師傅呢？

閨：哦，他在做桌。什麼事，等一下讓他打電話給你。

我：不用。你告訴他，我決定去做我早就該作的事了。

掛完電話，再撥給中古行，告訴老闆，那家店的所有東西，他有用的全部送給他。

這時，陳師傅回來了。

陳：早上去市場，遇到志明（大哥兒子），他說，昨天騎車出車禍，今天無法上班。所以我就去上班。

我：不用解釋，我就是要去拿我的東西。

陳：你要敢動店裡的東西，我會掐死妳。

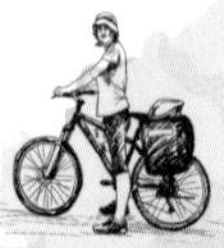

拿起電話，撥給大哥。我說：「我現在要去拿回我的東西，你的弟弟說要掐死我。你現在可以過來收屍了，看是收誰的屍體。」放下電話，一轉頭，猛地掐住陳師傅的脖子，他拼命掙扎，兩個孩子大聲哭叫著。混亂中，他掙脫了。

我下樓，開車到店裡，他大哥一看到我，主動讓路站到旁邊。

我搬數張椅子，再到廚房搬小廚具。這時陳師傅趕過來阻止，我直接攻擊他下體，他唉唉叫，隔壁大哥過來拉開。八十幾歲的房東太太，抱著兒子到我跟前，「楊小姐，甭安呢啦！你看，蔗囡啊這古錐。」（楊小姐，別這樣，你看這孩子這麼可愛），我用力將他倆推開——「別想用孩子綁住我，我不要過我母親的人生。」

所有人都退開。搬了兩趟後我停歇，呆在三樓。

初夜時，二哥夫妻帶著房東太太過來，看到二哥，我嘩的哭出來。

二哥說他大哥願意付三十八萬多了。並跟房東太太說明爲何會有今天這件事。他們兄弟是如此的甲人夠夠啊！

隔天一早，錢匯進我戶頭，陳師傅才敢用買菜用拖車，一車一車拖走東西。

這件事，表面看似過去了，但不然。它造成我十幾年的瘋癲，滿腔怒火，時時在爆發。對陳師傅咆哮，他永遠不吭一聲。我將怒火轉向那可憐的女兒，開始會對女兒無理性的打罵，甚至在四樓要她跳下樓。每次打罵女兒時，我會打電話給陳師傅，告訴他，你女兒被我打死了。他從未返家阻止，從未回家看看。這個雜碎，不僅無法保護妻子，連幼女都無法保護。

第十二篇

你是我最疼愛的媳婦

四月的半夜，滂沱大雨，漆黑中，一台休旅車行駛在虎尾溪堤岸旁的小路，水漫溝渠，看不見路沿，兩旁除了農田還是農田。一個多小時後，車子開到嘉義華濟醫院，帶著小一的女兒進了急診。

打針，吸蒸氣，吊點滴，一串的緊急處置，我焦急的陪在一旁。每隔十分鐘就外出，重複數次後，抱著九個月大的兒子出現在急診。「所以你剛一直撐傘出去，是去車上看孩子？」護理師問。「是」。

像上面這種分身乏術，難以兼顧的景況，在兒子七歲前不知發生有多少次。女兒在小一得知罹患氣喘，兒子也在五個月大時因氣喘住院。往後的幾年中，兩個孩子可以說是輪流住院。

女兒的期末成績單有應出席日數及出席日數，每學期都缺課二，三十天，而缺課就代表是生病了，而且都是急診，然後住院等級。

總是我一個人面對。陳師傅從未幫忙。他總說「要工作」。每天早上八點多出門，上菜市場繞一圈，吃個早餐。九點鐘到證劵公司吹冷氣喝咖啡，十一點回餐廳上班。中午二點到五點待在店裡守著電視睡午覺，等待那一個月沒幾個上門的客人。晚上十點後依然守著電視等客人到十二點。然後安心看電視到二，三點才回來。回來直接睡覺，連澡都在餐廳洗好了。

從未爲我及孩子改變他的作息。

生財器具事件後，我不知被虎尾人說的多不堪。「攏是那個長頭棕的啦！那個昂有夠好唉，有夠打拼，逐工透早出門，半眠三更蔗轉來，鴨不知乀不滿意捨，定定乀亂」。（都是那個長頭髮的，那個丈夫有夠好的，有夠打拼，每天一大早出門，半夜才回來，還不知道是在不滿意什麼，常常在鬧）。

這個男人到底還能怎樣傷害我啊！

這樣的日子反覆過去，兒子小三時，我確診憂鬱症，拿了好大包的藥回來，告訴陳師傅，我得了憂鬱症，他沒吭半聲。

二個月後，公公去世，婆婆住到家裡。陳師傅大哥在SARS時生意不好退出餐廳，我們將店遷回住家一樓。

婆婆睡在二樓，陳師傅一樣遵循他的作息，早上下樓後不會再上來。我在餐

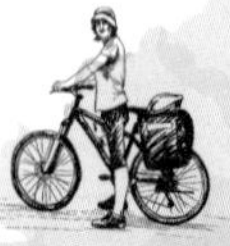

廳尖峰時刻，下樓工作，離峰時間在樓上守著孩子守著床。（憂鬱症令我時刻都很累，下去工作都是硬撐的）。

這晚，幫婆婆洗過澡，她坐在床沿，我在幫她穿衣服。她拿出三萬元對我說：「蔗欸錢妳提去馬衫乎我穿。阿無，我那去恁大嫂那，恁大嫂也共，你松疼的媳婦是買捨乎你穿。」（這些錢妳拿去買衣服給我穿，不然，我去妳大嫂家，她會說妳最疼愛的媳婦是買什麼給你穿，）我用力的將她推倒，將三萬元砸到她身上，對她吼叫著「叫恁後生買乎你穿啦」（叫你兒子買給妳穿啦）。嫁入你家，你們一家人這樣的對我。現在你需要人照顧了，竟給我扣這麼大的帽子「我是妳最疼愛的媳婦」想壓死誰啊！

我下樓跟先生講這件事。

我：我們得在附近找間一樓的房子，最好有院子的，找個看護照顧她。讓她能曬曬太陽，去公園走走。

陳：我的媽媽不可能讓她離開這間屋子。

我：我病了，控制不了自己，我怕哪天我會殺了她。我這麼愛孩子，都可以把他們打成那樣。何況我對你媽沒感情。

陳師傅仍然堅持他的媽媽不可能離開這屋子。

我抓狂了。拿起刀刺向他，被兩個工讀生搶走。我說：好，她不能走，我走。

當夜，住到二哥空在斗六的房子，隔天週六，週日。我很掙扎，要不要回去工作。怨念大過對經濟的擔憂，我沒回去。星期一回去拿東西，我告訴他，我出頭天了，周六，周日能不回來，我就知道再無人能綁住我了。一直以來，都是這家店令我掛心而不是你。

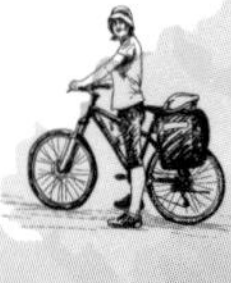

第十三篇

我的需要總不被看見

住到斗六後十天左右，公公要出殯了。

陳師傅在午夜十二點多到斗六找我，當時四哥夫妻剛好也在。

陳師傅一見到我就說，你今天不跟我回去，我饒不了你。我出手打他，對著他及四哥吼叫。

我：爲什麼我的需要總不被看見，爲什麼每個人都把我的人生剝削的這麼徹底。

四哥：那是妳自己不爭取，我就沒有被剝奪。我：那是因爲我見不得你的母親受苦。

持續打架。一個人戰他們兩個，我一再朝陳師傅下體踢去，一再咆哮尖叫。

後來，他倆放棄抓我。後來警察來了又走了，後來所有人都走了。

孤獨的躺在黑暗中睡著，孤獨的在黑暗中醒來。下午六，七點了。一片靜寂。伊——好像過去了。胸口的怒火似乎熄了。想起那無聲但善良的公公，打起精神開車北上，去參加公公的葬禮。

四哥將這件事告訴了二哥，二哥約了我及陳師傅喪禮後去汐止找他。我先到二哥哪兒，所有人都在等陳師傅出現，陳師傅一通電話，說婆婆吵著要回去，他沒法過來——我的事情永遠不重要。

這之後，就是七年的離家，這之後，我倆好多年不曾碰面。接回第一部。

這就是我憂鬱的混亂歲月。很多失序，很多無由，那不是我能控制的。憂鬱症的病人每個人症狀都不同，但「不符常理」的行爲，應該是共通的吧。我認爲自己是太過理性，太過善良，以至於給了親人傷害我的機會。而被傷害後的反擊也總是轟烈的。

離家七年後回去，不是因爲我好了，而是我能不暴怒，能有序的工作而已。我仍然常暗自飲泣，仍然笑不出來。但我比較懂發洩了，利用每年暑假過後，餐飲淡季出國去徒步，透過苦修僧似的行走，一步一對話的化解自己的恩怨。

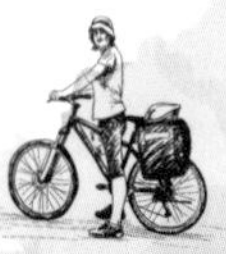

用樸樸的塵土，沐滌憂鬱的心
沐塵，誕生
敬請期待第四部——放逐、療癒

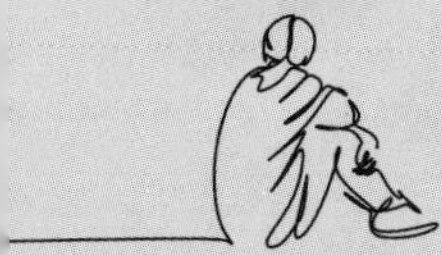

Chapter 4

第四部 放逐、療癒

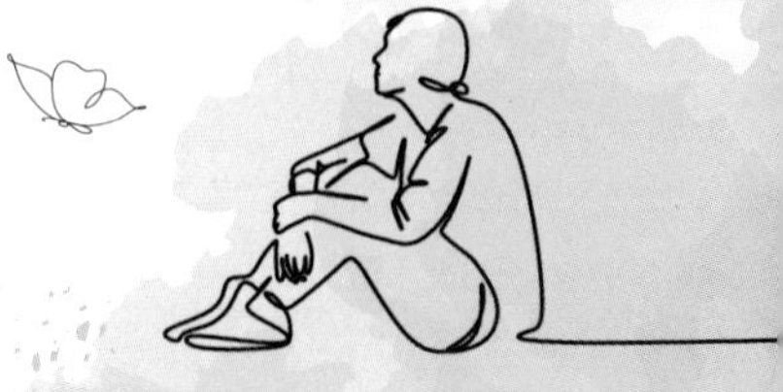

第一篇 尼泊爾

2014/10/13～2014/11/14（三十天）

尼泊爾之行，是我首次到非中語國家自助旅行，只會幾字簡單的英文，困難不少。光在機場填入境申請表就不易，搞了好久。

第一站是加得滿都的塔美。塔美就像西門町，小小的一個區，佈滿了背包客棧。來自世界各地的形色旅人，或是摩肩的散步在煙塵漫漫的土路上，或是悠閒坐在咖啡廳裡。路上的喇叭聲，從未間斷！

第二天，到旅遊局辦EBC（聖母峰基地營）登山證。九點上班，都九點半了，一群人還圍在一起聊天，一個西方女人一再喊著「Sir，Sir」一面指著牆上的鐘。Easy，Easy，他們回答。好不容易，終於來窗口了，才半個小時，都處理不了幾個人，又有人端了一托盤的茶進去，所有人又放下工作，開起茶會了。眞不愧是世界上最幸福的國度。

到基地營，大多數的人會在加得滿都坐小型飛機到盧卡拉（海拔三千公

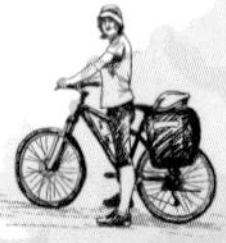

尺），再走上十一到十二天。我則是坐公車到西馬賴（海拔一千七百公尺），走上六到七天接上盧卡拉。

公車什麼都能載，每一空間都充分利用。車廂內，車頂上，凡有空隙，必不浪費。車廂內塞到上下車得爬過貨物。車頂上我看不見，但是見到司機不斷把貨物往上扔給助手，最後再把上不了車廂的人全趕上車頂。路況更是精彩，有柏油路，土路，還有柏油土路——就是柏油只鋪兩個輪胎的地方。路旁的樹木，全蒙上厚厚的黃塵，都要讓人忘記樹是有顏色的了。

到西馬賴已是下午，看到一對西方情侶往登山口走，我也跟上去。要不了幾分鐘，就只能望著他倆的背影離去。很吃力的走了兩個小時，終於看到Guest House，立馬進住。要求洗澡，另外付費，不僅是冷水，浴室還是在戶外用小長條木板釘成，通風良好的木屋，算了。將包內的洗髮精，洗面皂，化妝水，精華液……等瓶瓶罐罐，全拿去送給闆娘，全不需要了，也太重了啊！

第三天，遇到了一位德國人（已連續七年到尼泊爾來），一起走了兩天，途中，他說，我必須讓背包減量，我說，已無多餘東西可減。他看著我背包上的一個四吋小盆說：「這個就可以不要。」「不，它很重要，我不要在半夜去外面上廁所。」他聽後說我好聽明。

第五天下午，下起了小冰珠，黃昏時轉爲小雨，我急著找住宿，沒停下穿雨衣。經過一家Guest House，老闆說客滿了。天黑了，也沒找頭燈，在黑暗的雨中獨行。終於找到住宿地。將全身濕衣脫光，裹在兩條厚被裡。突然全身猛烈顫抖，口腔也上下顫搖不停，應該是失溫了。這時，屋頂上乒乒乓乓大響，下冰雹了。感恩啊！在慢半小時找到旅店，肯定就凍死了啊！

第六天，遇到了一群來自中國的山友，二男三女，晚上又巧住同一旅店，這之後，就自然一起走了。

跟了中國人走後，全聽他們安排，幾時出發，走到哪裡，住哪家旅店，都不用操心。有天，到海拔四千三百公尺的小村，是休息日（就是得多住一天，以適應海拔），我全身水腫，眼睛更是腫的剩一條線。當天要輕裝去爬附近山丘，我因爲高山症不去。他們對昨晚住宿環境不滿意，讓我再去找另家旅店。我找了兩家，都被拒絕。原因是中國人都不叫餐，幾個人合叫一瓶熱開水泡麵吃（住宿費很便宜十七到兩百台幣，老闆要從餐點裡才能賺到錢）。這時，我才明白，前些天那個老闆告訴我客滿時，表情怪怪的。

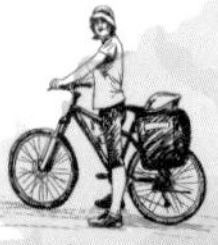

到達Gorak shep是離EBC最近的小村。我們到達時，已無床位，老板安排我們睡大廳。隔天聽其他山友說，才知道睡大廳是最舒服的，因爲很溫暖。而房間又冷又臭。第二天早上去了EBC。我拿出小國旗，他們拿出一大面中國國旗，一起合照，兩岸在EBC實現了統一。

這五個人，不知怎麼搞的，不合，分成兩派。回程時，一派要走下山，一派要從盧卡拉坐飛機。兩派爭著要我。我想要體驗——世界最危險的機場，選擇坐飛機。飛機因爲天候取消是正常的，我們從早上十點一再延時，到下午三點終於上機。成功飛上天空後，全員拍手，因爲命撿回來了。

回到加得滿都後，趕緊去吃大餐。我們選擇了一家中國人開的火鍋店，叫了滿滿一桌的菜。離開人間十八天，眞心覺得這是我此生吃過最好吃的火鍋了。

接下來，去了藍毗尼。藍毗尼是宗教聖地，哪裡有佛寺專區——中華寺，日本寺，泰國寺……，我們去了一家尼泊爾寺住了三天。每天就是發懶等敲鐘吃飯。第三天，爲了吃清粥小菜，還跑到對面的中華寺去做早課。一陣的跟拜誦經後，終於被帶到餐廳。想想還眞好笑。

藍毗尼回到加得滿都，他們兩個簽證到期，一個直接去了西藏，一個回上海。我則是續留尼泊爾。

我到了兩百公里外的波卡拉。波卡拉有幾座湖泊，費娃湖是最大的。我在哪裡三天，每天就坐在湖岸發呆，哪兒也沒去，就覺得很幸福。

在尼泊爾一個月，有爬山的健身，有宗教寺廟的淨靈，有湖畔發呆的靜心。回台後，我開朗許多，也灌滿能量，讓我能重新面對柴米油鹽的生活。

數年過去，每次分享EBC之行，我總會說，現在依然要說，我最驕傲的，不是連爬十八天的山，而是連續十八天沒洗澡。現在就讓我用臭臭的雙手說再見。

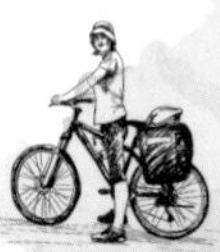

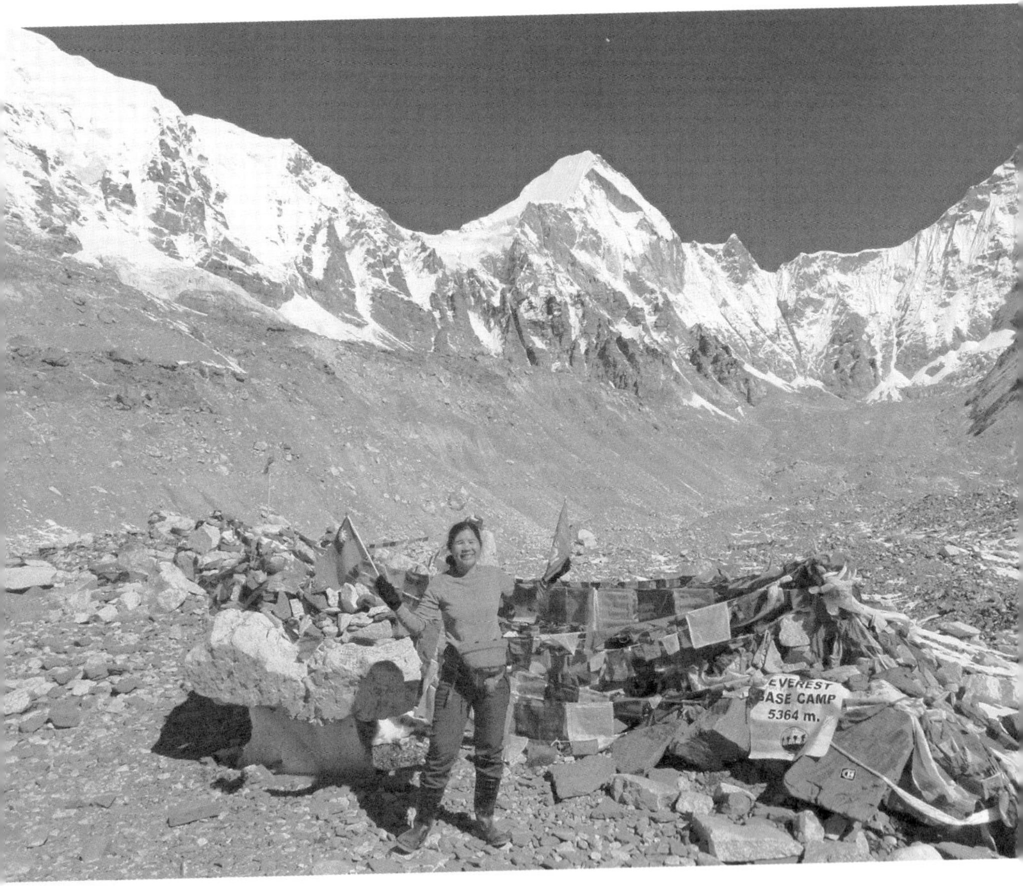

尼泊爾

第二篇　平潭縱走廈門

2015/04/11～2015/04/21（十天）

這陣子，新聞常在播送平潭特區的新聞，重燃起我曾經想徒步中國的渴望。海峽號三個小時就能到平潭，查了平潭到廈門三百公里，很親民的距離，說走就走，到台中港搭船去了。

今天的風浪大，延緩半個小時到達，我一路暈船到一塌糊塗，不容易啊！

到達平潭已是黃昏，開始徒步。先是小村莊，到處都在蓋房，一片荒煙漫草中的欣欣向榮。進入平潭市區吃完晚餐，想找地方搭帳篷，似乎都不適合，就一路往島外走，很晚了，很累了，終於看到路邊有矮牆圍繞的一小塊空地，趕緊把帳搭了睡覺。一早，有人拿棍子戳帳篷，我喊著「幹嘛啊」，「啊，有人啊！」從帳篷鑽出，才發現這是垃圾焚燒場。

約十點鐘，走在海峽大橋上。這橋也太長，都走了好久了，還看不到盡頭。這時一台警車停在身旁。

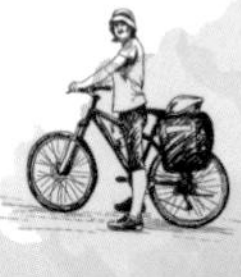

公安：同志，去哪裡？

我：福清。

公安：上來吧！這橋不能走人。

我：那人要怎麼到對岸去呢？

公安：前面有船搭呢！

上了警車，很迅速的到對岸派出所前讓我下車。所以，我坐過對岸的警車哦！

下雨天，又冷，手都凍僵了。進了家小店，叫了碗湯麵吃，老闆娘一付很嫌惡我的樣子。我問闆娘哪裡能買到手套，並告知我特地從台灣過來徒步。聽到我是台灣人，態度大轉變，熱呼呼的。

人情現實啊！

下大雨，一直想找個乾地搭帳。晚上十二點了，終於在一家很大的家具店門廊下安身。

老闆：起來，起來，怎麼在這裡睡覺呢！

我：我昨晚很晚才睡，能不能讓我再睡一下，我一定會在你開店前離開。

老闆：不行，現在就得走。
很無奈的起身收帳，才七點鐘啊！
流：妹子啊，同是天涯淪落人，以後咱們就一起走吧！
一個流浪漢路過，像撿到寶般的興奮對我說。
我：欸！誰跟你天崖落人啊！
流：我這裡有豆干，昨晚才買的，給你，給你，
我：我不要
流：給你，給你，拿去吃。
我：我不要。
從背包裡拿出牛肉乾。
我：啦！我的牛肉乾給你吃。
他見了牛肉乾，默默的離開了。
收拾好帳篷，發現趕我的人不見了。靠！原來他只是晨運的人。
黃昏時，在路燈下搭著帳。
陌生人：晚上睡這裡嗎？

嚇我一跳，這人在我身後多久了啊！

我：是。

路：這裡太亮了，不安全。哪裡比較好。

指向不遠處的灌木叢。

我：不，就是要找亮的地方才安全。

路：今晚我愛人剛好不在，要不，我來陪你睡。

我：我敢出來做這種事，就不怕惹麻煩，你最好也別來惹我！

路：所以，不要！

我：對，不要。

他離開了。

夜幕低垂，第八天了，突然想對自己好點，攔了台計程摩托，請他載我去旅館。談好價錢，拿出台胞證。

老闆：台灣的溜。（老闆用閩南話對老婆說）

老闆娘：阿都賣登記啊！無馬安呢！（就不要登記啊！不然能怎辦！）

好親切啊，可愛的台語！

洗了個痛快的澡，睡了個無憂的眠。

第二天叫了摩托載我回昨天離開的地方，無縫接軌。

下午，給在廈門工作的姪子打電話，告知我在同安。姪子說同安是在廈門了啊！所以我已到廈門了。在不知不覺中已完成目標了。

廈門之行，時間很短，短到我來不及思鄉。所以全程也未經歷心情低潮，這種感覺很好。這次經驗，我確認了，退休後徒步中國是可行的。期待將來的旅程哦！

第三篇 尼泊爾——印度

2015/11/02～2015/11/26（二十四天）

從暑假開始，就勤查資料，做筆記。準備于十一月下旬到俄國旅遊，最主要是要去貝加爾湖。在十月初時請旅行社辦簽證，竟然說來不及了，共產國家辦事效率眞不是我能想像的。

那去哪裡呢？啊！去年尼泊爾的EBC太美了。還有一條ABC啊，那就再去尼泊爾吧！順道再去印度走走。

到達尼泊爾，沒在加德滿都多耽擱，隔天就直接坐公車到登山口——NAYAPUL。每天沿著石頭公路走個四，五小時，緩慢上坡，路上很多小茶屋及旅店，休息住宿都很方便，價錢也都很親民。

走到第六天午後，不曉得哪根筋絆到，責怪起自己爲何放假老要這麼自虐。這時，逆向來了部吉普車，突然未經大腦思考的站到路中間，將兩手平張，司機立馬停車下來把我的背包丟上車，再把副駕的年輕人趕到後斗，讓位給我，就這樣，糊里糊塗的下山。

夜黑了，車子還在彎來繞去的山中石路行走，遇到三頭牛，車子停下讓路給牛。熄火了，發不動了，後斗的尼泊爾年輕人全下去推車，我跟後座的兩位白人夫妻安坐車上。好不容易車發動了，燈不亮，電池沒電。只能這樣開。只見司機右手拿著小手電，伸出窗外照明前方，左手胖著含都魯。天啊，左邊是不知多深的懸崖，右邊是山壁，僅容小車通過的路寬。我屏氣凝神，大氣都不敢喘，很想拿手機拍下這一幕，但真的不敢動啊！提心吊膽的過了約一個小時，到村莊了。白人紳士一下車就豎起母指直喊「Good Driver，Good Driver」。第二天在一路的推車中回到NAYAPUL。

從山上下來後，又到波卡拉的費娃湖發呆三天，然後到印度去了。

去年來尼泊爾就覺得尼泊爾好髒，但從口岸一進到印度，就覺得尼泊爾簡直是天堂。印度實在太髒了，公路上的垃圾都積有幾吋厚了。

在印度嘗試睡了火車站，參觀了泰姬瑪哈陵，還有幾座城堡。最重要的是要到恆河邊見——燒屍。站在恆河畔，燒屍場上方，一具具裹著彩布的屍體從身旁抬過，在眼前被放上焚燒台，點火」焚燒，三個小時後，一切歸於灰燼，然後歸於

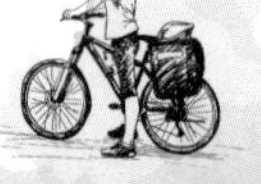

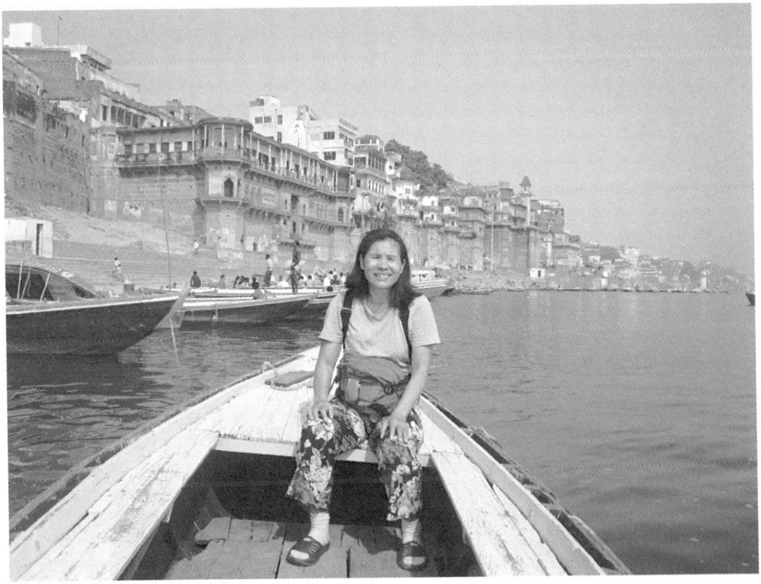

恆河

恆河。撐著傘站在哪兒看了一個多小時，傘上撲了一層灰。要問我有甚麼心得——空，就是空。

離開燒屍場，走在恆河邊。河邊綁了三頭牛，屎尿直接下河。再過去有人在洗衣，洗好就晾在地上。接下來是一大群小朋友泡在水裡玩。我告訴自己，都來到這裡了，一定要用聖河的水沐洗，鼓起勇氣跳下去。生與死在恆河完美的交融演繹傳承，千年不易。

來到新德里，一座熱鬧的大城，但快速與緩慢並陳，在各色繽紛汽車的車陣中，會有馬車，牛車夾在中間，在紛擾繚亂的喇叭聲中，會看到路旁矖著牛糞。上班時間去體驗捷運的擁擠，到站時，儘管我口裡直喊「我不要下車」，仍被人潮「夾」下來，望著離去的車廂，突然發狂大笑，站上的乘客也跟著我笑。

印度人跟尼泊爾人真的不同。尼泊爾人整體真的比較純樸善良，印度人狡猾多詐。在印度曾被恐嚇，也曾被旅遊黃牛帶著到處轉，就是要你大筆消費。感受不很好，就早早離開，才二十四天就回到台灣。

過去還無法包容太多醜陋，如果是現在，我應該可以坦然接受了。有機會，我還會再去討戰印度的。（新德里的機場捷運就很棒——平穩，安靜，乾淨，覺得比台灣的機場捷運棒多了哦！）

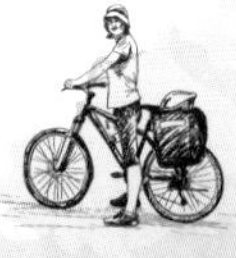

第四篇 馬達加斯加

2016/09/03～2016/10/22（五十天）

會想要去馬達加斯加，全是因爲同名的卡通電影，憧憬草原上，森林裡熱鬧的各色動物大會串，還有猴麵包樹，那像倒栽的龐大無葉不科學的特別樹木，鯨魚——特別選了座頭鯨巡遊到馬達加斯加的季節前去，就是希望能一睹這龐然大物的風采。

非洲嗎！從小的印象就是炎熱無比的地方。在首都安塔那那利佛下機已是午夜，好冷啊，十四度，從沒想過非洲也有四季，也有寒夜，也要厚衣暖褲，背包裡全只有夏季的短袖薄褲啊！隔天醒來，立馬上市場找禦寒衣物。一到市場，眞是太大的震撼，滿街都是發達國家的垃圾——鞋子，衣服，玩具全是。玩具還大都是缺腿缺零件的，鞋子則是成堆丟在那，得自己去配對。

在旅店裡揪了四個女孩，包車去看狐猴，走在森林裡，得很仔細搜尋，才能看到，而且除了幾款狐猴，沒別的動物了，失望啊！

接下來，和德國女孩舟車勞頓的到外島看鯨魚，但遲了。坐著小船在海上梭巡幾個小時，都沒鯨魚蹤影，船主說前天還看到，昨天已不見，今天又沒有，確定鯨魚已離開了。再次失望啊！

收拾起失望的心，我倆到旁邊更小的島度假。住在緊鄰海邊的旅人蕉葉蓋成的草屋，很熱帶風情。漲潮時游泳，退潮時撿貝殼，興致來時，就逛島一圈（約一小時）。有一夜去參加咖啡店的滿月Party，一個黑人整晚纏著我說要帶我去旅館，還秀出他的錢——四萬元（台幣四百）。可見他們真的是很貧窮啊！

回首都中途停留，原來德國女孩聽我說要泡Hot Water，特地找家有熱水洗澡的旅店住。誤會大了，我是說「Spring」，她不理解，我才改說Hot Water。跟她解釋了「溫泉」。「所以那水從地底冒出就是熱的」，她問。她竟然從不知道「溫泉」這東西。很奇怪啊！歐洲是有溫泉的啊！

回到首都，我倆參加了六天的遊河行程。三天坐著獨木舟往下游走。晚上露營在沙洲。這之間，有天去了個瀑布，這裡有好多差不多一公斤多的小狐猴，超可愛。

第四天中午，用餐時，領隊給同團的每個人三萬元，就我沒有。

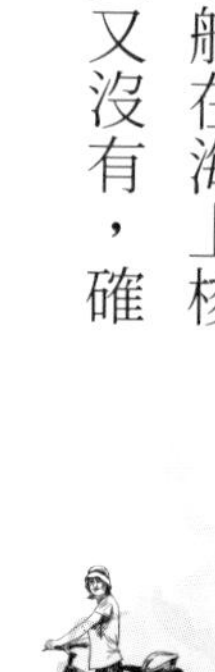

這錢說是同團的人有人要趕飛機，行程縮短一天，退的費用。那爲何我沒有，我大聲跟領隊吵。他說，旅行社老闆說我沒有。很傷人啊！全團都是歐洲人，只有我來自台灣，是因爲這樣嗎！語言不通，也沒能爲自己爭取到公平。

這之後，當地的導遊導覽後，我不再給小費了。他們要去哪裡，領隊也不跟我講。行程最後一夜到達解散的小鎮時，車子停在一家豪華飯店門口，大家提了行李往門口走，領隊竟然提起我的行李說，我不住這間，然後到隔壁一家小旅社付了三萬元要我住哪裡。這兩天，我已感受到孤鳥插人群的悲涼，知道踩在別人土地上只能忍氣吞聲，所以我沒再跟他吵。但進了房間，我大哭了好久。

這件事，把我旅遊的熱情全打散了。我再無力去探索。每天早上去逛市場吃早餐，下午坐在海邊看一群大小男孩跳輪胎。市場的攤位很髒，餐桌上的蒼蠅滿布桌面，一面吃一面手得不停的趕，之前在印度都沒這麼誇張啊！在海邊時，有位約莫二十歲的年輕男孩過來跟我聊天，要回旅店時，他執意陪我回去，還明說要做甚麼都可以。看來，是個「阿姨，我不想努力了」的人。可惜，我不是養得起小狼狗的富婆啊！

在這裡無目的生活，意外的讓我找到平靜，修復了受傷的心。恢復心情後，決定回台的日子。離開小鎮，回到首都。

在首都，我去市場坐在攤商旁幫忙賣菜，請她們幫我編非洲頭。快樂的過了幾天。離開前一天，我將衣服全送給打掃的妹妹，這些衣服在台灣沒有價值，在馬達加斯加可是很珍貴的。

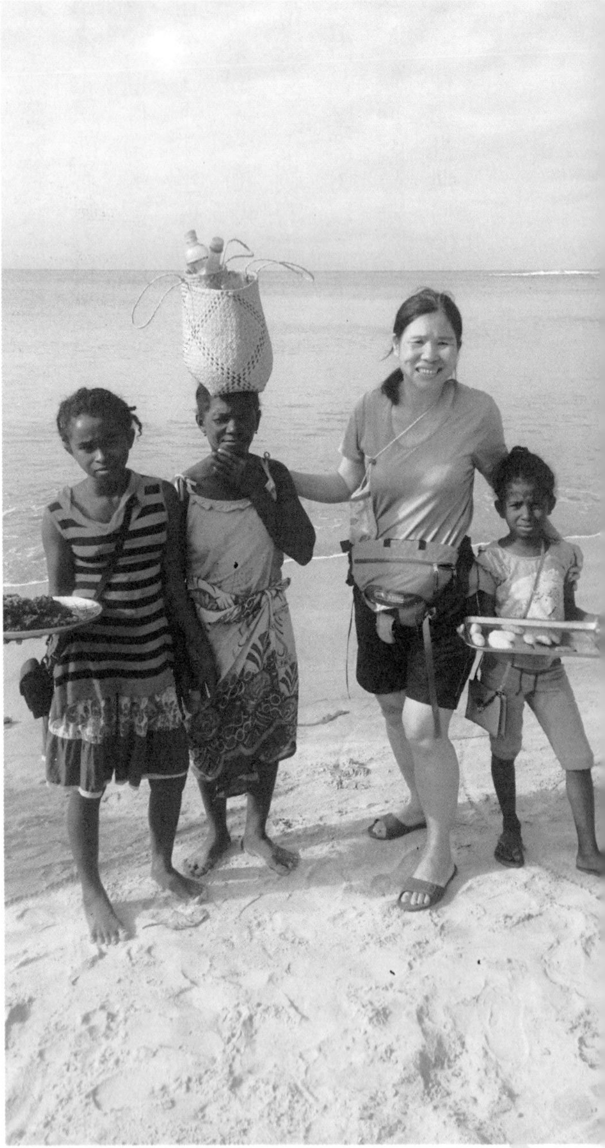

馬達加斯加

回程得在模里西斯轉機到香港，因香港颱風機場關閉。航空公司安排住到機場飯店，我一個人獨享一間大套房，三餐是歐式自助餐。我跟幾位大陸人包車去了首都及一個漂亮的港灣旅遊，坐著玻璃船看滿滿的珊瑚。幸運的多遊一國，讓我不如意馬達加斯加之旅有一個Good End。

油漆未乾 加入滷肉腳

那是個秋末冬初天氣不寒不熱的爽朗午後。我沿著木造階梯往上爬，欲前往電台前的觀景台。「油漆未乾」，階梯上貼著一張紙條提醒著。望著那油亮的新鮮漆痕，失望的往下走。彼時的我，對老地方並不熟，每次到劍潭來，就只會走到電台前的觀景平台，現在前路受阻，正愁不知何往。下行時遇到兩位初老男士欲往上行，我告知上面油漆未乾無法上去，他兩商量後仍決定上去看看。心想——如果你倆能走我也能走啊，遂隨後跟上。結論是——不能走。但那位瘦的誇張的男士說，「那我們走另一條路上去，下星期就要帶隊來，一定得走一次。」有另一條路，可到劍潭山三角點，原來這上面還有小百岳，我厚著臉皮不請自來的一路跟隨到了劍潭山。最後瘦瘦的先生介紹了他的登山隊——魯肉腳，並把我

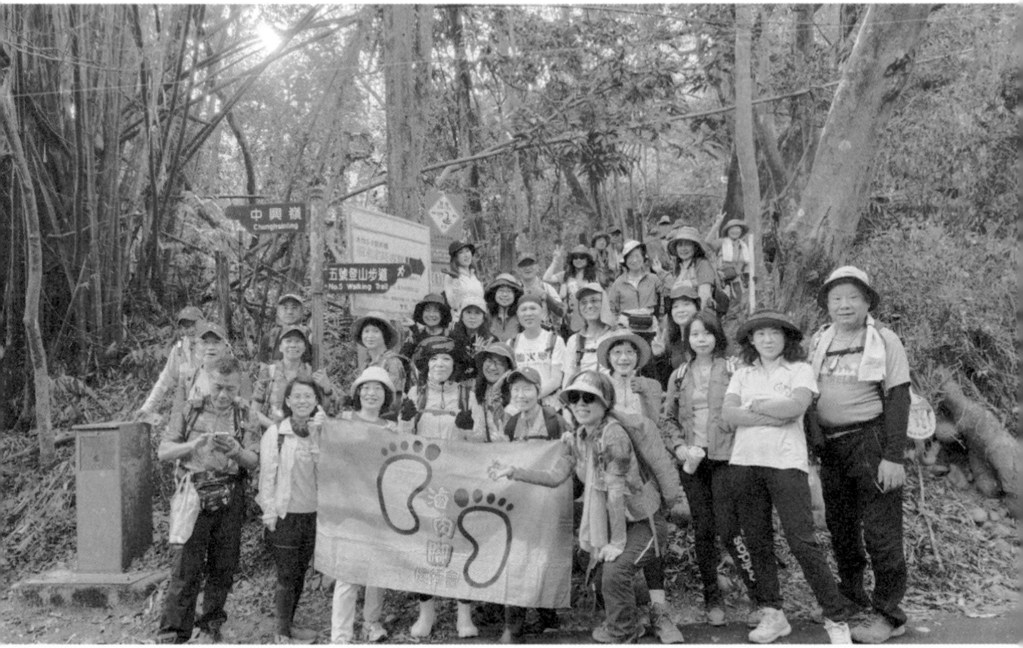

拉進群組。各位一定都知道，這位瘦瘦先生就是當時的小杰隊長。

入群組後第一個週末我就參加了行程——無耳茶壺山。記得那日淒風苦雨，一群人坐公車到一座廟，然後走沒多久在涼亭休息。有位多話的女人拿出一包油綠的橘子分送，我沒拿到，心裡有點小受傷。大家嘰嘰呱呱嘻嘻哈哈好不快樂，我只能當個旁觀者。末了，他們決定不走茶壺山了，因爲這種天氣危險。改到九份老街逛逛。一群人又聒噪的逛街去了。各位一定也知道這位多話的女人就是秀梅。

以我當時脆弱的心，第一次跟團只能當個局外人，肯定會從此不再參加。只因爲愛爬山，對北部的山又完全不熟，只能勉強自己參團讓別人帶著走，一次一次的在歡樂群體中當個邊緣人。但因爲遇到陡上就喘到胸痛，當時隊上有人強烈要求將我退出，還好小杰隊長力保，才成就了與魯肉腳的緣分。

加入魯肉腳，是我憂鬱症的轉點。因爲一群人嘻嘻哈哈的玩樂，對我是全新的體驗，爲別人無償付出帶給我的快樂，也是不曾有過的經驗。在這裡我找到了自己的價值，發現自己也是個有功能的人。我的病隨著大笑越來越輕了，也越來越多話了，越來越接近正常人了。

在這裡感謝拉我進群組，力保我留在群組的杰哥，也感謝每位會友帶給我的肯定與歡樂。

有你同行，一路歡盈。

第五篇 南美四國行

2018/10/31～2019/02/18（一百一十一天）

一、智利

於二〇一八年的十月底到南美。轉了四班飛機，費了三十幾個小時才到達智利首都——聖地牙哥。到達當天下午，我就去把各線捷運坐了個遍。感覺當地人很親切熱心，有困難求助都很樂意幫忙。

第二天去逛武器廣場，海鮮市場及類似101的大商場。商場裡的店家很多都是全球都有的快時尚店家，像ZARA，在海鮮市場吃了碗綜合海鮮湯，裡面除了魚肉，最多的就是孔雀蛤，四百多元台幣，感覺也不是很便宜！隔天徒步上克里斯托瓦爾山，山頂可遠眺城市，最高點有尊聖母像。下山後直接去了動物園，印象最深的是看到了台灣多到造成災難的獮猴及一隻白虎。第三天坐公車去鄰近小城「瓦爾帕萊索」它的建築顏色豐富，有很多壁畫。聖地亞哥的議會設在此處。

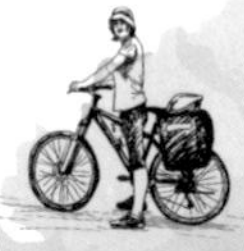

接著就搭飛機到百內。原來我堅持南美全程要搭公車旅行，因爲有位朋友要與我同行，他只要去百內，所以定了機票。後來朋友沒去。聖地牙哥到納塔雷斯港就成了南美行唯一搭機的路段。納塔雷斯港是百內的門戶。一般遊客會在此住宿，民宿主人會安排百內一日遊。

一早用小車接到大巴集合，坐著大巴進百內。在園區入口買票，票期三天內都能用，台幣一千七百多元。大巴會把主要景點走遍——裴歐埃湖，格雷湖，大瀑布。格雷湖上空的飛碟雲印象深刻，湖上的大冰塊是藍色的，顚覆想像。還有百內的妖風是有名的，我在湖畔被風吹跑了，幸好有位高大的男性將我攔下。眞的不誇張，如果百內休颱風假，這裡的人將終生不用上班。

隔天，我坐公車進百內。從售票口搭接駁巴士到百內塔的登山口，徒步約五個小時能到百內三塔。三塔就是三顆大岩石像三隻手指頭般的矗立在湖畔。看到那一幕，我想到——嵚崎磊落。實在壯觀。一路的辛苦攀爬，太值得了。

納塔雷斯港是個安靜小鎭，很乾淨，很美。在鎭上就能看見雪山，港口沒看到什麼船，大概不靠漁業爲生，應該都是靠百內的觀光吧！海邊公園有體操雕塑，有類似早年原住民的雕像。這裡也是看夕陽的好地方，搭配從岸邊一路延伸入海的木樁，很有殘缺的美感。

蓬塔阿雷納斯是智利最南的港口。在蓬塔阿雷納斯停留是爲了麥哲倫企鵝。從這裡參團，帶到保護區看企鵝。企鵝住在一座小島上，小島上的小徑兩旁都用塑線圍起，遊客只能循著小徑走，絕不容許碰觸企鵝。我到來季節，母企鵝躲在洞裡孵蛋，公企鵝捕魚去了，並沒有看到太多，海鷗倒是不少，聒噪不停。

到城中心的公園逛時，認識了一群要去南極工作的中國人，在此等船已等了一個月。同他們回去宿舍，他們邀我以後去蹭飯吃。問能不能同他們一起去南極工作，他們說替我問主管，隔天回覆我，但隔天我竟找不到宿舍了，嘸氣啊！

智利的旅行在此暫行結束。敬請期待——阿根廷登場。

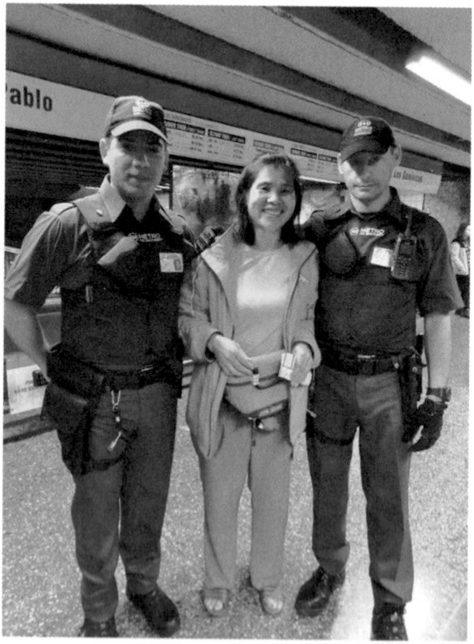

智利

二、阿根廷

（一）烏蘇懷亞：

從蓬塔阿雷納斯坐了十小時公車到烏蘇懷亞。烏蘇懷亞是世界最南城市，境內有世界最南郵局，爲自己寄張明信片。世界最南火車，沒能體驗。火地島國家公園，沿著海灣行走，最後走進森林裡。海灣碧水清澈，遠方小島矗立海上。碰到了校外教學的小朋友，感覺此地教育熱衷帶孩子認識自己的家鄉。森林裡的植物因屬寒帶，與熟悉的熱帶，亞熱帶植物截然不同。小鎮後山有步道可上，居高臨下看望海港，看望往南極的遊輪，心中洶湧，多想花三十萬元買張船票啊！但想到爲了八天得勒緊褲帶一年，還是算了。

在烏蘇懷亞做了一件瘋狂事，就是連吃三餐的帝王蟹。在離開前兩天碰到同樣來自台灣的兩個年輕人，一起去老船長吃帝王蟹，眞的太好吃了，意猶未盡啊！隔天中午獨自去街上吃了一隻，這隻太小了，不甘心，幾個小時後，又在中國餐館吃了隻比臉還大的才滿足。

（二）EL Calafate：

帶著滿足的心前往El Calafate。買車票時嚇了一跳，四千多元台幣，到底多遠啊！坐了超過三十小時的公車，終於到達。第二天立即參團去探訪莫雷諾冰川。小鎮距離冰川八十公里，臨近時，路旁出現遼闊的阿根廷湖。冰川位於最裡面的湖邊，冰壁直聳二十層樓高，川闊有一百多公尺。我們先是徒步冰川，喝了萬年的冰川水，末了，還現鑿冰塊配威士忌喝。結束後，帶上觀景台，觀看那綿遠壯闊的冰川，邊緣因重量墜落湖上，造成磅磅巨響，氣勢磅薄！

El Calafate是個小鎮，鎮上縱橫就幾條街道，房子都不超過三樓高！大多數門前有小院，種植花花草草，很寧靜，很美。鎮外有一片濕地，跟小鎮氣質很搭。

（三）EL Chalten：

El Chalten是著名的徒步小鎮。塞羅托雷峰——來回十八公里，大都平坦易行，峯前Torre湖泊，山形倒影如幻。菲茨羅伊峰——來回二十公里，最後一公里幾乎垂直的巨石路，很是艱鉅。有一段甚至是垂直小石礫路面，下坡時，一直要直接下滑，眞的危險。還好，壯觀的羅伊峰，挺立於白冰覆面的Tres湖畔，隔壁更有座不知名湖泊，整湖藍綠色，辛苦很值得。回程與一歐美女子同行，邊聊邊回頭拍照，耽擱很多時間。兩人說好拍太多了，不拍了，仍幾度停下再拍，因爲

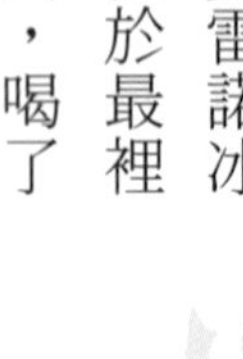

實在太美，美到我倆都嘆氣了。

（四）EL Bolson：

EL BOLSON以湖光山色聞名，有小瑞士之稱。到達第二天，就租了腳踏車繞湖一圈，因爲不知道多遠，美麗地點不敢耽擱太久，結果約五個小時就完成環湖。第三天特地帶了睡袋，睡墊到昨天發現的最美寧靜湖畔發呆。要到這裡，除了搭公車到終點，還得步行好幾公里，我去程與回程都攔便車，也都很快攔到。看來，阿根廷人是滿願意助人與相信人的。湖畔有一個地點有纜車上高點觀湖。我徒步上山，下山才坐纜車。山上可總覽全湖，湖上有數座小島，眞的非常漂亮。

離開前最後一天，我去爬了座山。想不起來山名，但記得它很斜上，全山沒有半棵樹，全是小石粒及土路。最高點可看到遠處嶔崎的山景，在山上與遊客聊天，才知這裡冬天是著名的滑雪場，怪不得沒大顆石頭及樹木。

（五）門多薩：

門多薩是阿根廷著名的酒鄉。在鄉間葡萄園圍繞的小路，騎著腳踏車梭尋酒廠品酒，我雖不善飲，這麼浪漫的事，一定要體驗的啦！喝完了酒，回到市區，趕緊到公園旁的攤位吃烤肉。阿根廷是牛肉生產大國，將磚砌燒木頭的爐燒到溫度到了，再將抹了鹽的牛肉放到柴火旁烤熟，又香又多汁，肉的原味不流失，太棒了。

到門多薩最重要的事，其實是要到南美第一高峰——阿空加瓜山（六千六百九十一公尺）的基地營。幾年前去了聖母峰基地營，現在，都到阿根廷了，怎能不到阿空加瓜基地營呢！一早從門多薩坐第一班車到penitentes登山口，一百一十二公里，費時兩個多小時。在登山口得先登記並繳納入山費。起登後約五小時可到阿山基地營Confluencia（三千三百六十公尺），沿途一路緩上坡，景色酷似台灣高山。到基地營得先去找營醫報到，會問一些頭痛，噁心……等評估高山症的問題。我很驕傲的告訴他，幾年前我曾到海拔五千多米的EBC都沒問題，這裡一定不會有問題。他笑笑說，前次經驗過半個月就沒關係了。這裡各色帳篷林立，全是爲攀登阿空加瓜的英雄準備的。我則是爬了營地旁的一座小峰後就下山了。

（六）布宜諾斯艾利斯：

布宜諾斯艾利斯是阿根廷首都，因大都是歐洲移民，整座城市建築與氛圍酷

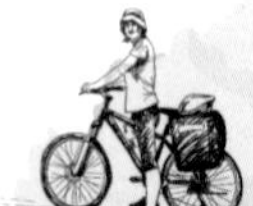

似歐洲，有南美小巴黎之稱。

在布市，著名景點都在市中心，五月廣場，七月九日大道……，總統府又稱玫瑰宮，整幢建築是粉紅色的。馬德羅港是著名的富人區，運河兩旁高樓林立，岸邊全是高級餐廳。我喜歡來此散步，看著河上散落的船舶，欣賞兩岸歐化的風情。唐人街的台灣超市，能看到台灣飲料、食品，我就在這裡買了豆腐乳及泰山八寶粥，價格約是台灣三倍。逛完唐人街別忘了有探戈表演的Caminito街區啊！

（七）伊瓜蘇港：

世界三大瀑布之一的伊瓜蘇瀑布就位於伊瓜蘇港，伊瓜蘇港就位於巴西，巴拉圭與阿根廷三國交接，此地有一個觀景台，可看到三國。

伊瓜蘇瀑布寬兩千七百公尺，最高達八十二公尺。從伊瓜蘇小鎮坐公車抵達園區，轉乘小火車再走一段路，就可到瀑布最頂層。在觀景台上看著伊瓜蘇河水落入巴拉那峽谷，聽那轟隆的鳴聲，及水花濕身的尖叫聲，很是有趣。接下來往下走，會到幾個小瀑布，然後到下層遠觀瀑布的開闊。有些人會去體驗坐小艇衝進瀑布，我一直找不到售票處而沒玩到。這裡的垃圾箱都上鎖，因爲浣熊會去翻找垃圾，浣熊很兇，千萬別逗牠，被牠的長爪抓到，可是很嚴重的。

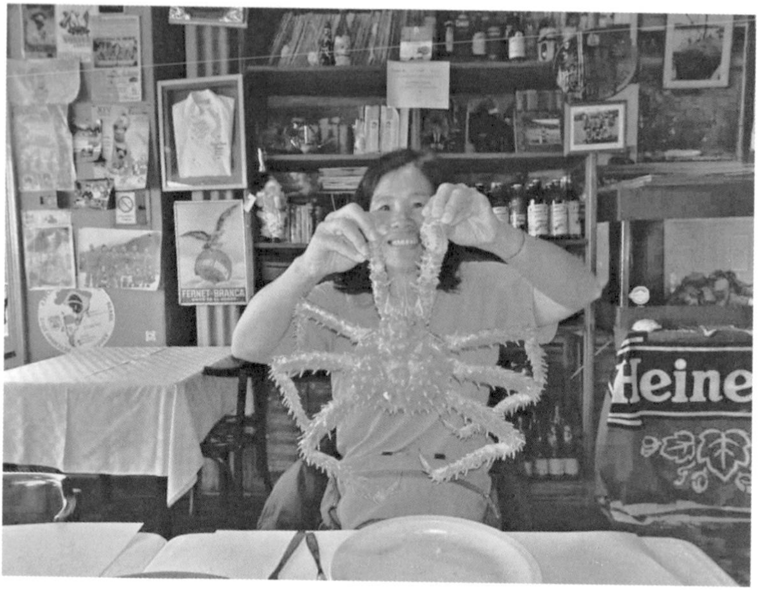

阿根廷

我還用了一天時間去了巴西的伊瓜蘇瀑布。巴西的伊瓜蘇瀑布高度，寬度都不及阿根廷，流量也溫柔多了，像個婉約少女；而阿根廷的伊瓜蘇則像個熱情的少年郎。參觀完瀑布出來不遠有座鳥園，順道進去。大嘴鳥，火鶴，各色金剛鸚鵡，數量眾多。

（八）Tilcara

Tilcara 是阿根廷要進入智利北邊Atacama沙漠的必經城市。我在這裡停留五天。參加旅遊團，去了不知名的風景區，全是紅土風化的各種地形，然後到一個小鎮參觀酒廠。另一天，去了鹽田，拍了些借景照。（後來去了玻利維亞的烏尤尼，才知阿根廷的鹽田不值一提）。

從Tilcara到Atacama要跨過安地斯山脈，途中經過鹽田，高原及沙漠，最高點達四千八百二十八公尺，從Paso de Jama口岸離開阿根廷，San Pedro de Atacama關卡進入智利，兩地相距一百七十公里。這一段旅人成了無國管的自由人。

在阿根廷待了超過五十天，因爲阿根廷的簽證又貴（兩百五十美金）又難辦（被退件三次），告訴自己，一定要玩透，以後不再來。但現在寫這篇文章，回想起點滴，內心仍然悸動，仍很想再次造訪。

三、智利北部；玻利維亞

智利的Atacama沙漠，幅員遼闊，地質地形酷似火星，美國Nasa太空總署曾在此測試火星探測車。

租了腳踏車，在烈日下騎了近五十公里，到達鹽湖。浮在鹽池上，享受漂浮的感覺。在此，碰到一位兩年前在台中住過半年的德國人。隔天，又騎車去了月亮谷跟死亡谷，高聳的奇形土丘聳立於紅土平原上，此時，我才明白，原來沙漠不全是沙，也有連綿乾裂的土層。午後又累又睏，就在路邊公車亭小睡，碰到了來自台北的度蜜月夫妻。感覺世界真的很小。

在沙漠毫無防曬的闖蕩了兩天，全身通紅。在街上報名天空之鏡三天二夜行程，談好了價錢，拿出護照登記，工作人員對我說：你確定你是中國人，不是印第安人！

玻利維亞是世界海拔最高的國家。離開智利首先到白湖與綠湖。顧名思義，就是顏色如其名的湖泊，但我感覺，顏色並不真的白與綠，聽說跟來的時間有關。Sol De Manana Geysters間歇泉，海拔四千八百五十公尺，在冷風之中看著冒著白煙的泉水，聞著怪異的有毒氣味。接下來泡溫泉，然後經過不短的乾燥原野，好像重回沙漠。

當晚住宿鹽造旅館，桌椅，床……很多都是用鹽做的，很新奇。凌晨三，四點去看日出，一大群人占據著自認最好的位子，等待著一抹亮光。那高原的日出，真的是顏色鮮豔多彩，很漂亮啊！在往粉紅湖與彩色高山湖的路上，看到很多草泥馬，後來車子還停在一片濕地旁，讓我們跟草泥馬親近，只能說，牠們

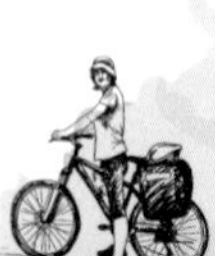

眞的太可愛了。粉紅湖是因爲湖面佈滿粉紅海藻，整面湖眞的就是粉紅色的。Hedionda湖，則是滿滿火烈鳥。

第三天，一早到天空之境找水，因爲要有水才能映出天空；也拍了許多有趣借景照。仙人掌公園，全是比人高，與人同粗壯的仙人掌，聽說它們一年只能長高一公分，可見其珍貴。最後一個景點是火車墳場。多列早年運礦的蒸氣火車丟在那，遊客可任意奔跑探索。在到火車墳場前，有到一處掛滿各國國旗的地方。能在萬里他鄉跟自家國旗拍照，很是感動。

拉巴斯——是玻利維亞首都，也是世界最高的首都。地形像一個碗往兩邊斜上，富人住碗底，窮人住山上。有些地方用纜車當交通車上下山，我體驗了纜車公車，還調皮的上下連搭數趟。在首都三天，碰到節慶遊行，男士都戴紳士帽。我跟著隊伍走，有位男士把他的帽子戴在我頭上，末了，帽子要還他，他說送給我。

在拉巴斯坐公車經死亡公路十六小時到雨林門戶Rurren，在此住上一夜並報名雨林三天體驗行程。

亞馬遜河——從Rurren行車

三小時到泊船處。中途停下讓我們拍樹懶。獨木舟在亞馬遜河上的叢林水道穿行三小時後到達營地。這三小時看到各色鳥類，鱷魚，粉紅海豚，最多的是烏龜。這三天中體驗了看夕陽，日出，夜遊，草原找蟒蛇，釣食人魚，與粉紅海豚共游。我們全組人沒釣到食人魚，也就無緣吃到。一直以爲亞馬遜的食人魚多到掉下河會立馬被吃光，來到這裡，才知誤解一場。而金剛鸚鵡也不是想像中多，三天只看到二隻。

科帕卡瓦納的的喀喀湖波利維亞端的門戶。的的喀喀湖是世界最高的高山湖泊，也是南美最大淡水湖，面積有四分之一台灣大。在此認識了一個來自上海的女孩，兩人一起報名太陽島

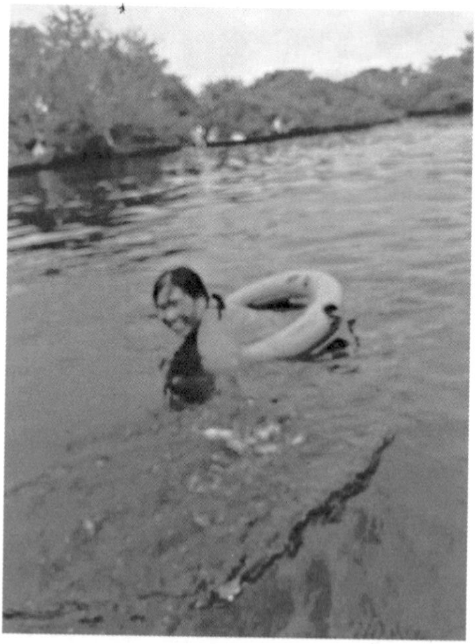

波利維亞的亞馬遜河

行程。乘著船到島上，島上有村落。沿著狹窄陡峭階梯爬到最高點，有一小片樹林，島上有許多遺址。還有印象深刻的就是連兩天共三餐吃湖畔餐廳的烤鱒魚。

玻璃維亞聞名的就是天空之境，境內雨林則是八個行經國家中較原始與費用較低廉的。我在玻利維亞沒有花費很多時間，但知名景點也都去了。接下來就從科帕卡瓦納坐著公車沿著湖邊到秘魯的普諾。秘魯登場。

四、秘魯

（一）普諾

普諾是秘魯端的的喀喀湖的門戶。遊客到此參加遊湖一日或兩日行程。我參加兩日團。從普諾搭船約行半小時就到蘆葦島。島上居民都穿上傳統服飾接待，我也穿上傳統服飾拍照。下午到塔其雷島，到達時，村民都在碼頭迎接。導遊分好了住宿，我們各自跟著「爸爸媽媽」回家。（稱呼接待家庭主人爲爸爸媽媽）。回家路上要上大陡坡，媽媽隨手摘了路邊草葉，讓我們咀嚼，說是能加強肺活量。回家放下行李稍作休息，媽媽就帶我們到導遊那會合，由導遊帶我們爬到島的最高點，參觀印加神壇遺址。晚餐及早餐就吃媽媽家的平日飲食，自製煎餅，馬鈴薯及蔬菜，見不到魚與肉。第二天，去了阿曼塔尼島，上島縱行，最後在島上餐廳用完午餐回程。

（二）庫斯科：

庫斯科是到天空之城——馬丘比丘與彩虹山門戶。城裡各國遊客如織。中心的市場販賣許多紀念小物，餐飲水果攤位不少，附近教堂周遭更有許多旅行社。

要去馬丘比丘，預算充足者，可直接在庫斯科搭豪華列車三小時就到熱水鎮。我是窮遊，採用「有省錢」方式旅遊。從賓館徒步半小時去坐公車四小時到Santa Maria，接著共乘廂型車一個半小時到Santa Teresa，再共乘小車到水力發電站，最後沿著鐵軌步行兩個半小時到熱水鎮。早上五點出門，到達熱水鎮已是月上樹梢。找到旅店，放下行李，馬上到售票辦公室買票。很幸運的，限制人數的華納比丘竟然還有名額，當然不會放過。

從熱水鎮上馬丘比丘，大部分人會選擇搭公車上山，我則是從山路爬上去。參觀馬丘比丘時，腦海裡不斷想著，這些石頭哪裡來；先人蓋房，歷代子孫只要修屋頂——省事。華納比丘要從馬丘比丘爬上去，山路陡峭，我真的是「爬上去」。華納比丘居高臨下，俯瞰馬丘比丘，連公車行駛的蜿蜒小路也一覽無遺。

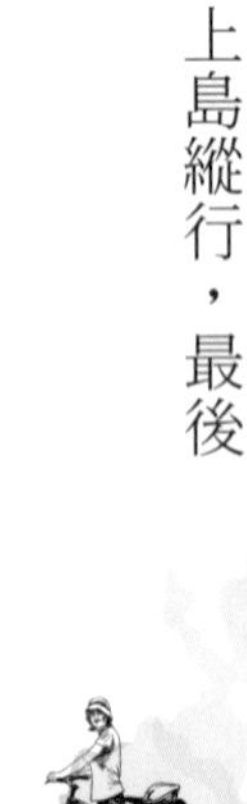

彩紅山：直接在旅店報名，四點就來接人。路途遙遠，去程與回程都在中途用餐。彩虹山海拔超過五千公尺，停車場到山上約需走半個小時。沿路濕滑泥濘，一路跌跤。到山上，風強霧濃，趁霧開時趕緊拍照。回到車上，因爲衣服濕透，一路抖回庫斯科。

（三）伊卡：

秘魯西南部的城市，位於沙漠附近。沙漠邊有個綠洲——瓦卡奇納，一望無際的滾滾黃沙邊的一片湖泊，棕櫚湖邊搖曳，見證生命韌性。

來沙漠體驗飆沙，坐在拼裝的吉普車，感受著急速的仰飆俯衝，尖叫聲聲。接著是滑沙，趴伏在木板上，後面的人一推，飛速直下，刺激有趣。但要想再來一遍，得拖著木板，舉步維艱的上到高處，艱難啊！

沙漠的夕陽火紅多彩多變，欣賞完夕陽，再快速飆回起點，才滿足的回程。

（四）鳥島：

從港口巴拉卡斯坐船到島上看鳥。眞的不負鳥島之名，數量衆多的各式禽鳥，或駐足島上，或翱翔天空。而在龐大的飛鳥類中，雜居了少量企鵝，在這終年不見雪的地方，也能有企鵝。島的底層岸邊，則是滿滿的海獅，獅群龐大，應有數百隻吧，吼聲震天，壯觀哦！

（五）阿雷基帕：

城內建築多由火山岩築成，有白色之城封號。鄰近的Colca Canyon，是世界第二深峽谷。這裡有如人高大的巨形禿鷹，飛翔起來，颯颯作響。我去當天，在峽谷未見到，回程車行十分鐘後，出現在空中，但因距離遙遠，並未能感受其巨大，些許失落。

（五）納斯卡：

從阿雷基帕到納斯卡小鎮已半夜兩點，找了兩家旅店都客滿，索性回到下車點，拿出睡袋，就睡在路邊。一早一個女人踢著我「起來，起來，你不怕行李被拿走嗎？」恍惚中，告訴她，我等去機場的公車，我要去看納斯卡線。

她：我是旅行社老闆，我可以替你安排，而且去機場前，你能在我辦公室洗澡加休息。

我：我查過價錢是七十美金。

她：七十美金是三排座位的大飛機，你有可能坐到中間排就什麼都看不到。我們公司的是小飛機，兩排座位，九十美金。

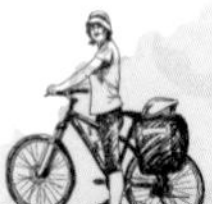

我竟信了這女人的鬼話，付了九十美元，車子一到機場外圍，我就知道被騙了，靠！停機坪上每台飛機都一樣大。

飛機飛翔時有刻意放慢速度，看是能看清圖案，但拍下的照片並不是很理想。但能親眼目睹外星人傑作，也滿意了啦。

（五）利馬：

秘魯首都。離家已一百天，實在想家。到利馬時，已提不起興趣遊玩，每天就海邊走走，商場逛逛。整天數著回家的日子，所以，不知道如何介紹利馬。

南美遊記，就到此結束。

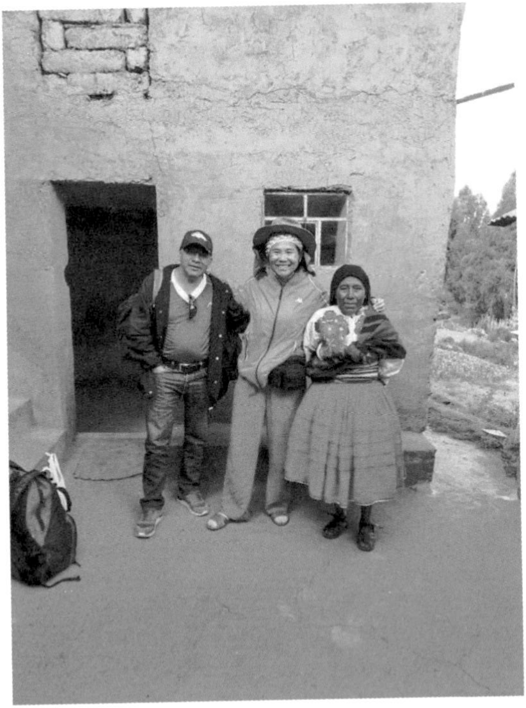

祕魯

第六篇　朝聖之路

111/04/27～111/07/13（七十八天）

Buen Camino

全球因新冠疫情已封閉兩年半，最近歐美陸續開放旅遊，儘管回台仍需隔離，但渴望飛翔的靈魂，再也安定不了，決定踏上計畫已久的朝聖之路。

首站飛到法國，用了六天時間將巴黎盛名景區覽遍——塞納河，羅浮宮，巴黎鐵塔，歌劇院……，每天早早出門，逛到累累再回旅店，忙碌充實。

來到法國之路起點——聖讓。美麗寧靜小城，自世界各地前來的朝聖客，充斥小鎮，熱鬧但不吵雜，空氣中自然散發一股和平安詳。一到此地就發現新冠確診，庇護所媽媽還因此打破規矩，讓我連住兩天。

法國之路近八百公里，最大挑戰在第一天。爬高一千公尺翻越庇里牛斯山，再陡下四百公尺到庇護所。沿路下著小雨，山頂氣溫四度，拿著香蕉吃的手都發

顫。

第二天在下小丘時，摔了一大跤，地上佈滿尖石，神奇的是竟能毫髮無傷。因爲大家的腳程差不多，一路總能不斷遇見同群朝友，自然就成爲好友。記得韓國女孩Mihere，一起走了三天，攝影師金先生，幫我拍了幾張很棒的照片。來自美國的上海人，因腳底脫了一大片皮而中斷行程。有位德國的Li，每次遇見我就興奮的又抱又親。

我共用了三十七天走完法路，一路經過大城小鄉，河流，湖泊，丘陵⋯⋯，風景優美，令人留戀。但最美的是人。我不會西語，英文很弱，3C不行，體力也不行。路況只要有上坡，我就會走到臉色發白喘不過氣，這時總會有人問我「妳還好嗎？需要幫忙嗎？」並且遞上食物。點餐不會點，住宿不會Check in，也總有人即時伸出援手。讓我一路享受滿滿的愛。

走完法國之路，坐車到波多，在城內閒晃三天。波多是有名的旅遊城市，很美。舊城區有很多傳統建築，教堂，雕像，書店⋯⋯全是故事滿滿。新城區充滿陽光，朝氣勃勃。

新舊城隔著杜羅河，河上主要由路易一世大橋銜接，在橋上望向河口，帆影點點，兩岸紅瓦白牆，遊人如織。

離開波多，啟程葡萄牙之路。葡萄牙之路大都走在大西洋右岸，遠望大洋，平靜如鏡，穿梭山林，自處無聲，一路桉樹相伴。途經Vigo大城，感受一點喧囂，不致離文明太遠。

十一天後重返聖地亞哥，這座城市兩度都用和煦的陽光接待我。教堂前廣場盡是歷盡艱辛後的喜悅，忙著拍照，忙著分享，忙著發呆。我則盡情的享受這一片的欣喜與感恩。感恩這一路曾援手的每個人，感恩這一路的平安，也感恩自己這一路的堅持，努力。

從中國雲南騎行到歐洲朝聖，這麼多次的流浪，將天數加總有超過五百天了吧！這一路的心情都是陰鬱的，一路不斷在倒淚水，也不斷在拋垃圾，直到南美之旅，終於不再哭泣。這次的朝聖之旅，更是全程快樂感恩。透過一次一次的放逐流浪，我已把心間穢物洗淨，把過去傷害燒燼。用全新的自己，迎接燦爛的明天。

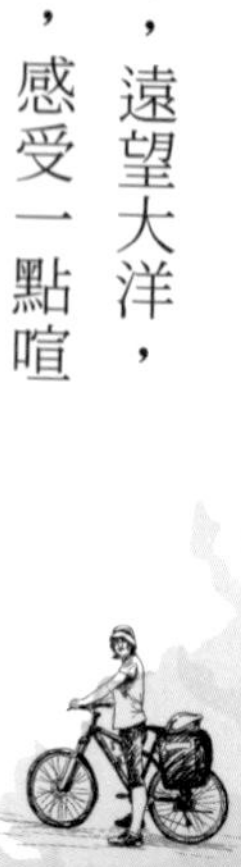

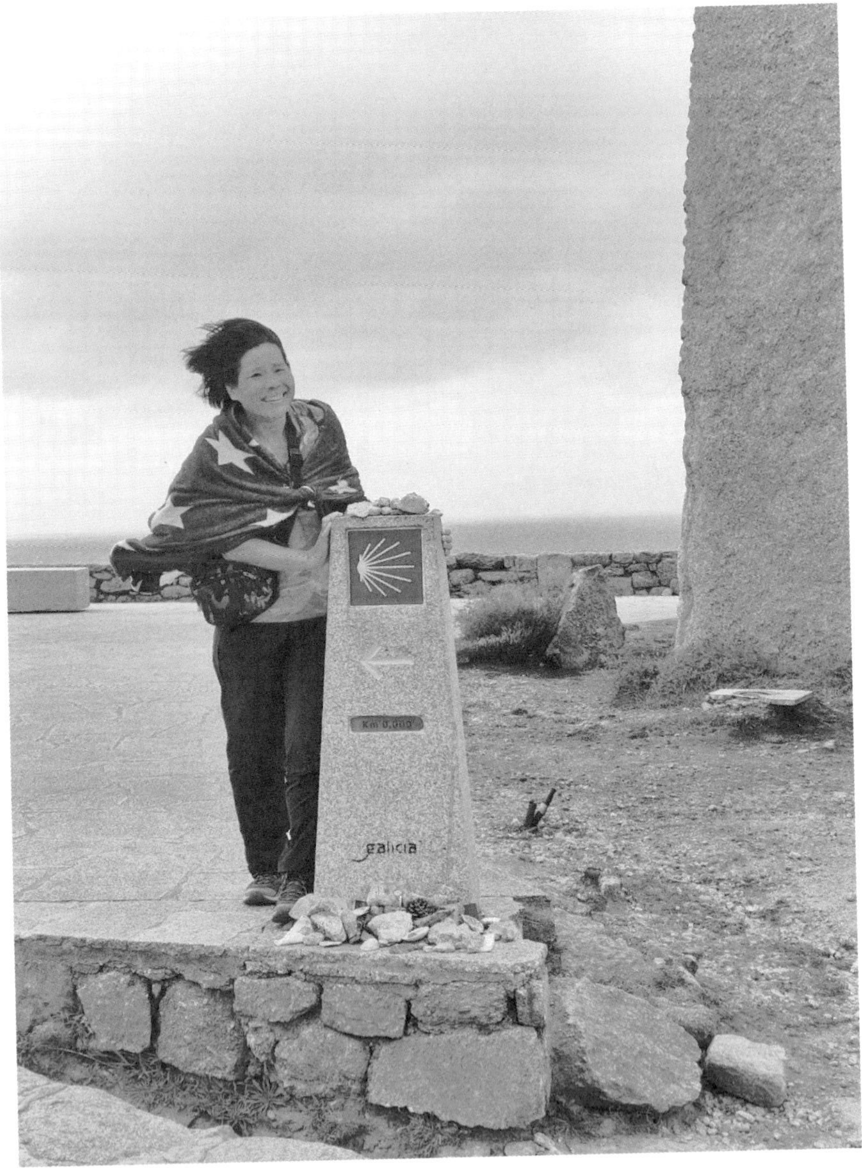

朝聖之路

國家圖書館出版品預行編目資料

沐塵：我用樸樸的塵土，沐滌憂鬱的心／沐塵著. --初版.--臺中市：白象文化事業有限公司，2023.8
面； 公分
ISBN 978-626-364-063-4（平裝）
1.CST: 憂鬱症 2.CST: 通俗作品
415.985 112009093

沐塵：我用樸樸的塵土，沐滌憂鬱的心

作　　者　沐塵
校　　對　沐塵
發 行 人　張輝潭
出版發行　白象文化事業有限公司
412台中市大里區科技路1號8樓之2（台中軟體園區）
出版專線：（04）2496-5995　傳真：（04）2496-9901
401台中市東區和平街228巷44號（經銷部）
購書專線：（04）2220-8589　傳真：（04）2220-8505
專案主編　李婕
出版編印　林榮威、陳逸儒、黃麗穎、水邊、陳媁婷、李婕
設計創意　張禮南、何佳諠
經紀企劃　張輝潭、徐錦淳
經銷推廣　李莉吟、莊博亞、劉育姍、林政泓
行銷宣傳　黃姿虹、沈若瑜
營運管理　林金郎、曾千熏
印　　刷　基盛印刷工場
初版一刷　2023年8月
定　　價　300元